NOVA MEIERHENRICH
MIT MELANIE KÖHNE

Wenn Liebe nicht reicht

NOVA MEIERHENRICH
MIT MELANIE KÖHNE

Wenn Liebe nicht reicht

Wie die Depression mir den Vater stahl

EDEL

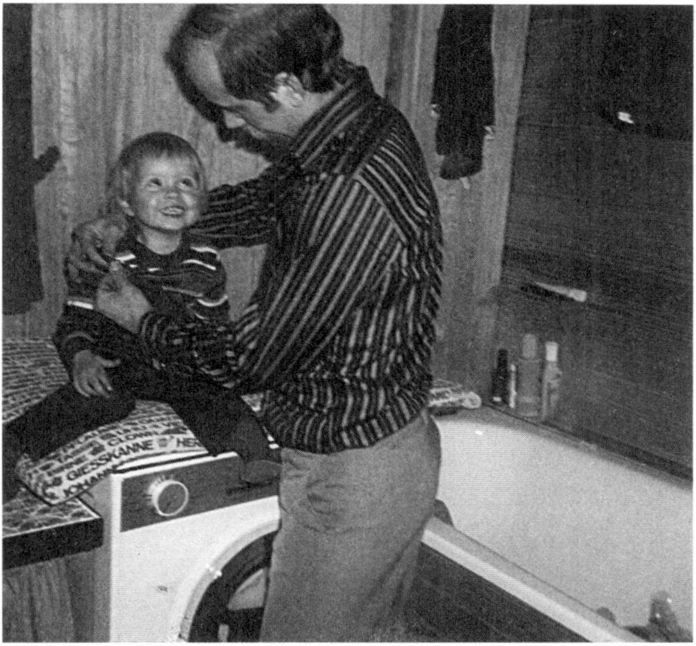

Für dich, ich hätte mir keinen besseren Vater
wünschen können

VORWORT

Es ist etwas über sechs Jahre her, dass ein einfacher Anruf am Vormittag eines kalten Februartages alles veränderte. Ein Anruf, in dem ein Journalist mir mitteilte, dass man von meinem »Schicksal« erfahren hätte und es oberste journalistische Sorgfaltspflicht wäre, darüber zu berichten … notfalls gegen meinen Willen. Es war der Moment, in dem mir unsere Familiengeschichte, die ich viele Jahre wie meinen Augapfel gehütet hatte, aus den Händen gerissen wurde. Ich erinnere mich, dass er am Ende des Gesprächs fast heiter fragte: »Haben Sie vielleicht vor, darüber ein Buch zu schreiben? Ist doch 'ne tolle Geschichte!« Ich habe damals etwas Abwehrendes gestammelt und aufgelegt. Fassungslos über so wenig Taktgefühl und Empathie.

Die nächsten Monate sprach ich mit niemandem mehr. Das brauchte ich auch nicht, die Geschichte unserer Familie wurde zigfach vervielfältigt, abgeschrieben, an den verschiedensten Orten veröffentlicht. Ich fühlte mich einfach nur machtlos und ausgeliefert. Ich war zu diesem Zeitpunkt selbst noch überhaupt nicht in der Lage, die Situation für mich zu greifen, geschweige denn hatte ich all das, was hinter uns lag, auch nur annähernd verarbeitet. Zu diesem

Zeitpunkt immer wieder öffentlich damit konfrontiert zu werden, war ein Albtraum.

Es hat noch viele Monate gedauert, bis ich mich durchringen konnte, einmalig, öffentlich und freiwillig über das Thema Depression, die Geschichte unserer Familie und meine ganz persönliche Geschichte zu sprechen. Die Redaktion der Sendung »Beckmann« hatte mir nach vielen Malen, die sie angeklopft hatten, glaubhaft machen können, dass der richtige Rahmen geschaffen wurde, um über meine Erfahrungen mit dieser tückischen Krankheit zu sprechen. Es war eine der schwersten Aufgaben, denen ich mich bis dahin in meinem Leben stellen musste. Und diese waren auch schon all die Jahre zuvor nicht rar gesät. In den Stunden vor der Sendung saß ich völlig fertig in meiner Garderobe. Mein Puls auf 180, meine Hände zitterten. Und nach dem Interview, ganz knapp nachdem wir vom Sender waren, brach ich dann völlig in Tränen aus. Wer genau hinschaut, sieht es schon bei der Verabschiedung in meinen Augen glitzern. Ich fühlte mich wie nach einem Marathonlauf. Womit ich aber nicht gerechnet hatte: Noch in der Nacht der Ausstrahlung erreichten mich fast 1000 E-Mails. Von Betroffenen, von Angehörigen, von Menschen, die ihre ganz persönliche Geschichte rund um diese furchtbare Krankheit Depression mit mir teilten. Und die sich bedankten. Dafür, dass endlich jemand offen über diese vermeintliche Tabukrankheit spricht. Dafür, dass sie sich mit ihrer eigenen Geschichte nicht mehr ganz so allein fühlen. Dafür, dass sie ein klein wenig mehr verstanden haben, wie sich ihre Kinder, ihre Eltern, ihre Geschwister, ihre Angehörigen fühlen. Vielleicht war das der erste Moment, in dem ein winzig kleiner Gedanke in mir keimte, dass es alle eigene Anstrengung wert ist, über dieses Thema zu reden. Einfach nur, weil es anscheinend anderen geholfen hat, dass ich diesen für mich schweren Weg gegangen bin. An ein Buch habe ich zu diesem Zeitpunkt noch keinen Gedanken verschwendet. Es sollten noch viele Jahre ins Land gehen, bevor ich überhaupt auf Mails und Angebote dieser Art reagiert habe. Über sehr lange Zeit landeten alle Anfragen in diese Richtung unbeantwortet im Papierkorb.

Es war ein sehr langer Prozess, der sich über viele Jahre zog, in denen in mir schleichend und sehr langsam das Bedürfnis wuchs, dass all das, all der Schmerz, die Kraft, die erzwungene öffentliche Auseinandersetzung, doch für irgendetwas gut gewesen sein muss. Und langsam, ganz langsam nahm dieses Buch Gestalt an. Mir war von Anfang an wichtig, dass es auf keinen Fall nur eine Aufzeichnung meiner Geschichte sein sollte. Wenn dieses Buch geboren werden sollte, dann sollte es helfen. Es sollte aufklären, informieren, Hilfestellung leisten für all diejenigen, die diese benötigen. Denn auf meiner Suche nach Hilfe habe ich damals nichts gefunden, was Angehörigen eines depressiven Familienmitgliedes auch nur ansatzweise Hilfe geleistet hätte. Unsere Suche nach Hilfe war eine 18 Jahre dauernde Odyssee. Wenn dieses Buch es schafft, das auch nur einem Leser zu ersparen, war es all die Kraft wert, die die letzten Monate mir abverlangt haben.

Mein Wunsch ist es, diese bis heute tabuisierte Krankheit Depression greifbar zu machen und mit Vorurteilen aufzuräumen. Aus diesem Grund war es mir auch ein sehr großes Anliegen, einen der besten Ärzte in der Depressionsforschung mit an Bord zu haben. Ich bin sehr dankbar, dass Dr. med. Mazda Adli sofort zugesagt hat und mit seinen Ausführungen dazu beiträgt, zu verstehen, mit was wir es eigentlich zu tun haben. Als Chefarzt der auf psychische Störungen spezialisierten Fliedner Klinik Berlin und Leiter der Abteilung für »Affektive Störungen« an der Klinik für Psychiatrie und Psychotherapie der Charité Berlin ist er einer der führenden Depressionsforscher in Deutschland. Mit seinem Fachwissen wird er meine persönlichen Ausführungen begleiten und einordnen.

Aber ohne die wichtigste Person in meinem Leben wäre es gar nicht gegangen, und ohne sie gäbe es dieses Buch auch heute nicht. Mir war von Anfang an klar, dass ich unsere Geschichte nicht ohne meine Mutter aufschreiben können würde. Sie war als Ehefrau die Erste, die mit der Krankheit konfrontiert wurde, die Erste, die nach Hilfe suchte, die Erste, die gegen Mauern rannte, die Erste, die sich selbst Hilfe suchte, um ihrem Mann helfen zu können. Wir haben in den letzten Jahren viel über meinen Vater geredet, uns viel ausgetauscht. Aber die Arbeit an diesem Buch erforderte noch einmal ganz tief zu gehen, sich zu erinnern, gut Verschlossenes wieder hervorzuholen. Ich bin ihr unendlich dankbar, dass sie sich auf diesen schweren Weg mit mir gemacht hat. Dass sie den Mut hatte.

Das Buch ist in langen Gesprächen zwischen uns entstanden. Tage, an denen wir viele Stunden zusammensaßen und uns erinnerten. In denen wir redeten, schwiegen und weinten. Und lachten. Denn auch die schönen Erinnerungen haben wir natürlich nicht ausgespart. Wer sich fragt, warum meine drei Brüder auf den nächsten Seiten fast unerwähnt bleiben, dem sei gesagt, dass dies ganz bewusst, in Absprache und aus Respekt ihnen gegenüber geschieht. Wir alle haben unsere ganz persönliche Geschichte, unsere eigene Gefühlswelt, unsere eigene Art und Weise, mit unserer Geschichte umzugehen. Ich kann nur meine Geschichte erzählen, über meine Gefühle, über meine Herausforderungen. Genau das habe ich versucht. In der Hoffnung, dass es einen kleinen Beitrag dazu leistet, dass wir uns endlich trauen offen über diese Krankheit zu reden.

»Mama, hasst du Papa eigentlich dafür,
dass er das getan hat?«

»Ich war furchtbar wütend,
dass er das getan hat, aber ich habe
meinen Frieden damit gemacht.
Ich glaube, er war hier nur noch unglücklich.«

DER ANRUF

Es gibt diese Tage, an denen weiß man noch Jahre später genau, wo man zu welchem Zeitpunkt war. Was man in diesem Moment gemacht hat, wie das Wetter war, wie es roch. Manche Ereignisse im Leben sind so einschneidend, alles bestimmend, dass alles so klar ist, als wäre es gestern gewesen. Dieser Tag im Frühjahr 2011 ist so ein Tag. Die Ereignisse so klar in meinem Kopf, als sei alles erst gestern gewesen.

Ich war zu diesem Zeitpunkt in München, hatte die Hauptrolle in einer ZDF-Serie übernommen und stand gerade Tag für Tag vor der Kamera. Morgens war ich um sechs Uhr in der Maske, am Abend oft erst gegen 22 Uhr wieder zu Hause. Ich hatte mir für diese Zeit eine kleine möblierte Ein-Zimmer-Wohnung in München genommen, in der ich nach Drehschluss meinen Text für den nächsten Tag lernte. Der Serienstart stand kurz bevor. Jeden Tag Pressetermine. Die Maschinerie lief auf Hochtouren. Genau in dieser Phase kam der Anruf.

Es war ein Sonntagmorgen, vielleicht halb sieben, an dem mein Handy klingelte. Auf dem Display der Name meiner

Mutter. Und da wusste ich es. Ich wusste es, bevor ich abgenommen hatte. Ich wusste es, weil es so klar war. Es ist vorbei. Er hat es getan. Mein Vater ist tot.

Ich kann mich erinnern, dass ich danach den ganzen Tag weinend durch München gelaufen bin. Ich habe mich an die Isar gesetzt, in die Ferne geschaut und einfach nur geweint. In dieser großen, anonymen Stadt, in der ich kaum jemanden kannte, in der ich zu dieser Zeit keine wirklich engen Freunde hatte, die für mich zu diesem Zeitpunkt nur Produktions- und Arbeitsort darstellte, war ich allein. Und neben meiner unendlichen Traurigkeit tat sich mir auch gleich das nächste riesige Problem auf. Ich wollte um jeden Preis verhindern, dass irgendjemand etwas von meinem privaten Schicksalsschlag erfährt. Eine Woche vor Sendestart wäre für die Pressestelle des Senders jeder Aufhänger mit Kusshand genommen worden, um Aufmerksamkeit für die neue Serie zu generieren. Und das ist nicht böse gemeint, so ist unsere Branche einfach, so tickt das Business. Ich spielte eine junge Ärztin; da hätte die Schlagzeile »Hauptdarstellerin verliert Vater« gut gepasst. Aber von seinem Tod sollte niemand etwas mitbekommen. Ich hatte es all die Jahre geschafft, die Krankheit meines Vaters aus der Öffentlichkeit herauszuhalten. Meinen Vater, meine Familie zu schützen. Das musste mir auch jetzt, nach seinem Tod, gelingen.

Also habe ich versucht zu funktionieren. Zwei Visagistinnen hatte ich eingeweiht, ebenso zwei meiner Schauspielkolleginnen, die mir sehr vertraut waren. Wenn ich zwischendurch mal wieder weinend zusammengebrochen bin, haben sie mich abgeschirmt, mich neu geschminkt, mir ein bisschen Raum und Zeit verschafft, um mich zu sammeln. Das war eine verdammt harte Zeit. Der Drehplan war eng und voll. Es war unmöglich, zwischendurch für eine längere Zeitspanne nach Hause zu fahren. Es gab keine Zeit, um mich meiner Trauer richtig zu stellen. Eine Woche, nachdem ich vom Tod meines Vaters erfahren hatte, konnte ich zumindest kurz meine Familie besuchen. Nur für ein Wochenende. Hier konnte ich mich erstmals fallen lassen. Weinen, nicht funktionieren müssen, meinen Gefühlen freien Lauf lassen. Das tat unendlich gut. Insgesamt dauerten die Dreharbeiten noch mehrere Monate an, bis in den Sommer hinein. Fast niemand hat mitbekommen, wie schlecht es mir in dieser Zeit eigentlich ging. Und auch wenn unsere Familie schon immer ein enges Band verbunden hat, so ist der Zusammenhalt zwischen mir, meinen Brüdern und meiner Mutter in dieser Zeit noch stärker geworden.

Jetzt, wo ich hier sitze und die Geschehnisse dieser Tage und der Jahre zuvor, gemeinsam mit meiner Mutter, Revue passieren lasse, kommen alle diese Gefühle wieder hoch. Obwohl wir es geahnt haben, obwohl wir auf diesen Tag schon fast gewartet haben – es überrollt dich komplett. Es ist ganz schwer zu beschreiben, diese jahrelange Anspannung und plötzlich ist der Tag, den du wie keinen anderen gefürchtet hast, da. Für mich war es ein völliger Zusammenbruch. Ich war verzweifelt, aber auch so unfassbar wütend. Wütend, dass er es wirklich getan hat. Wütend, dass er sich entschieden hatte zu gehen, obwohl wir doch alle da waren. Wütend, weil mein Vater uns mit diesen lebenslangen Schuldgefühlen zurückgelassen hat. Dieser eine Gedanke »Hätte ich nicht vielleicht doch noch etwas tun können?« lässt dich nie mehr los. Wenn ein dir nahestehender Mensch eines natürlichen Todes stirbt, findest du irgendwann deinen Frieden. Bei jemandem, der bewusst geht, bleibt immer das Gefühl, du bist nicht gut genug gewesen, um ihn in dieser Welt halten zu können. Das ist es, was ich bis heute mit mir herumtrage: Du warst nicht gut genug.

Auch meine Mutter kämpft bis heute immer wieder mit ihren Schuldgefühlen. Sie werden weniger, flachen ab, aber sie verschwinden nie ganz. »Es kommen immer wieder Tage, an denen auch ich mich bis heute frage, ob es noch etwas gegeben hätte, dass ich hätte tun können. Darauf werden wir alle niemals eine Antwort erhalten«, sagt sie.

So eine Nachricht lässt sich nicht in wenigen Minuten erfassen. So eine Nachricht braucht Zeit, um sich durch den ersten Schock zu fressen. Meine Mutter hat noch uns Kinder angerufen, uns informiert und dann war Stille. Wir haben mit niemandem geredet, nur später am Tag noch einmal miteinander telefoniert. Jeder hat für sich versucht, mit dem ersten Schmerz klarzukommen. Meine Mutter zu Hause mit meinen Brüdern, ich allein in München. Aber die eigentliche Trauerarbeit hat erst viel später eingesetzt. Auch wenn vor allem meine Mutter und ich viel geredet haben, hat es Jahre gedauert, bis wir über bestimmte Dinge sprechen konnten, ohne anzufangen zu weinen. Und wenn wir jetzt hier miteinander sitzen und reden, gibt es noch immer Fragen, die ich meiner Mutter bis heute nie gestellt habe. Und doch haben wir heute alle irgendwie unseren Frieden mit unserer Familiengeschichte gemacht, jeder auf seine Art.

Ich bin der festen Überzeugung, dass es meinem Vater jetzt besser geht. Das Leben, das er zuletzt gelebt hatte, wollte er nicht mehr. Die Krankheit hatte jegliche Lebensfreude in ihm getötet. Ich weiß, so kann alles jetzt nur besser für ihn sein, egal, was das jetzt ist. Das ist die Brücke, die ich mir gebaut habe, die mir jeden Tag aufs Neue hilft, seinen Freitod irgendwie zu akzeptieren.

»Wir haben anfangs nie darüber geredet, wie Papa sich verändert hat. Du hast die ersten Jahre immer Entschuldigungen für sein Verhalten gesucht.«

»Ich habe natürlich versucht, ihn in Schutz zu nehmen.«

»Alles wurde immer grundsätzlich auf die Arbeit geschoben.«

SCHLEICHENDE ANFÄNGE

Im Rückblick ist heute gar nicht mehr klar zu sagen, wann genau mein Vater angefangen hat, sich zu verändern. Es waren Kleinigkeiten in seinem Verhalten, die uns manchmal wunderten und verwirrten, die aber alle für sich genommen keine große Sache darstellten. Für viele dieser kleinen Veränderungen fanden sich anfangs noch einfache Erklärungen. Erst die Summe der Verhaltensauffälligkeiten ließ uns irgendwann erkennen, dass mit meinem Vater etwas nicht stimmte. Mit dem Wissen von heute fügt sich das Bild natürlich wie ein Puzzle zusammen. Mein Vater rutschte damals Stück für Stück in eine schwere Depression. Viele seiner Verhaltensweisen lassen sich heute als typische Symptome für diese Krankheit identifizieren. Aber es ist wie so oft im Leben: Im Nachhinein ist man immer schlauer … Es hat Jahre gedauert, bis wir überhaupt erkannt haben, dass etwas mit ihm nicht in Ordnung war. Und da war von Depressionen noch lange keine Rede. Diese Krankheit wird im Grunde erst seit wenigen Jahren öffentlich wahrgenommen.

Vielleicht war es der Fall von Robert Enke, Torwart des Bundesligisten Hannover 96 und Mitglied der Fußball-Nationalmannschaft, der dafür sorgte, dass das Thema Depressionen in Deutschland erstmals in einen breiten öffentlichen Fokus rückte. Robert Enke nahm sich aufgrund seiner Depressionen im Herbst 2009 das Leben und lenkte damit die Aufmerksamkeit auf eine viel zu lang unterschätzte Krankheit. Vielleicht hätten wir früher erkannt, was mit meinem Vater los ist, wenn über diese Krankheit schon mehr bekannt gewesen wäre. Aber als es bei meinem Vater mit den ersten Anzeichen losging, wussten wir so gut wie nichts über Depressionen. Das war Anfang, vielleicht Mitte der 1990er Jahre.

Wenn ich meinen Vater in einem Wort charakterisieren sollte, würde ich sagen: Familienmensch. Ich habe ihn als einen absoluten Familienmenschen in Erinnerung, der uns über alles gestellt hat. Ursprünglich wollten meine Eltern mal sechs Kinder haben; es wurden vier. Für meinen Vater war die Familie das höchste Gut. Natürlich hat er in der Woche gearbeitet – und das nicht wenig, aber am Wochenende war er nur für uns da. Er hat wirklich viel, viel Zeit mit meinen Brüdern und mir verbracht, und aus meiner Sicht hatten wir eine absolut erfüllte und schöne Kindheit. Mein Vater liebte es zum Beispiel, Ausflüge mit uns zu machen. Er dachte sich ständig neue Überraschungen aus. Mal wollte er uns unbedingt den Kölner Dom zeigen, ein anderes Mal musste es der Henninger Turm in Frankfurt sein. Das waren Tagesausflüge mit der gesamten Familie. Wir wussten vorher nie, wohin es an diesen Tagen gehen würde. Mein Vater packte uns morgens ins Auto und düste einfach los. Plötzlich hieß es dann: Wir sind da – und der Tag konnte beginnen. Den Tag in Frankfurt erinnere ich nur noch schemenhaft. Wir standen oben auf dem Henninger Turm, wo es eines dieser drehbaren Restaurants gab. Dort aßen wir und hatten einen wunderschönen Blick über Frankfurt. Später gingen wir noch in den Frankfurter Zoo. Mein Vater fuhr natürlich nicht mehrere Stunden mit uns Kindern über die Autobahn, nur um ein Mal vor irgendeinem Turm zu stehen. Diese Touren waren immer komplett durchgeplante Tagesausflüge, denn mein Vater liebte es, Zeit mit uns zu verbringen, und wollte an diesen besonderen Tagen möglichst viele Erlebnisse und Erinnerungen schaffen.

Dazu gehörten auch unsere zahlreichen, langen Spielenachmittage. Am liebsten spielten wir Brettspiele, dabei war uns jede Art von Gesellschaftsspiel recht, von »Monopoly« bis »Mensch ärgere Dich nicht«. Wir waren vier Kinder und besaßen sicher mehr als 50 der unterschiedlichsten Gesellschaftsspiele. Oft genug kam es vor, dass uns ein Abend oder Nachmittag nicht ausreichte. Dann belagerten wir mit dem noch nicht beendeten Spiel unseren Esstisch, sodass manchmal tagelang woanders gegessen werden musste. Das Spiel ging immer vor. In unserem Wohnzimmer stand ein großer, runder Tisch, den man auseinanderziehen und vergrößern konnte, indem man weitere Platten einfügte. Diese hatten auf der einen Seite eine normale Holzoberfläche und waren auf der anderen Seite mit Filz beklebt, sodass man darauf besser spielen konnte. Und diese zweite Seite wurde intensiv genutzt.

Mein Vater ließ es sich auch nie nehmen, bei unseren Kindergeburtstagen dabei zu sein. Es machte ihm Spaß, diese für uns besonderen Tage zu planen. Und er dachte sich immer etwas Großes aus. Ich erinnere mich zum Beispiel an eine Schnitzeljagd, die er organisiert hat. Keine einfache Schnitzeljagd, sondern eine große, aufwendige, komplizierte. Bevor wir Kinder loszogen, gab er uns 20 Pfennig. Denn am Ende der Jagd stand eine Telefonzelle, von der aus wir eine bestimmte Nummer anrufen sollten. Das war immer alles richtig ausgefuchst. Er liebte solche Spielereien und durchdachten Pläne.

Ich glaube, dass unser Familienleben für ihn der Ausgleich zu seinem anstrengenden Berufsalltag war. Mein Vater war ein Workaholic, ein Ingenieur und Tüftler, der gemeinsam mit seinem Bruder den Familienbetrieb des Vaters übernommen hatte. Die Firma verarbeitete Kunststoff und produzierte die unterschiedlichsten Dinge. Ich weiß noch, dass für »4711« mal ein Apfel aus Plastik hergestellt wurde, der dem legendären Eau de Cologne dann als Verpackung diente. Solche Artikel konstruierte mein Vater, ließ die entsprechenden Spritzgut-Werkzeuge dafür bauen und produzierte sie dann im familieneigenen Betrieb. Genauso gut konnte es aber auch sein, dass die Firma Blutwäsche-Filter für die Dialyse herstellte. Oder Segelbedarf. Das Sortiment war äußerst vielfältig. Solange es mit Kunststoff zu tun hatte, konnte er es bauen. Ich war oft in der Firma meines Vaters und entsprechend oft in den Werkshallen unterwegs. Schon zu der Zeit, als mein Opa noch lebte, liebte ich es, dort zu sein. Alles dort war einfach nur spannend, diese ganzen Maschinen, Lagerräume und sogar die Büros. Da standen riesige Säcke mit buntem Plastikgranulat herum, es roch sehr speziell und alles war immer voller öliger Schmiere. Mein Vater hatte immer schwarze Hände, weil er als Ingenieur ständig an den Maschinen zugange war. Überall an den Ein- und Ausgängen der Werkshallen standen große Kübel mit einer speziellen Waschpaste herum, ohne die man die Hände nie wieder sauber bekommen hätte. Diese Waschpaste – es gab sie sogar in Fünf-Liter-Bottichen – brachte mein Vater auch immer mit nach Hause, um uns Kinder nach ganz intensiven Lehmbergtagen wieder sauber zu bekommen. In der Phase unseres Hausbaus spielten wir Kinder fast ausschließlich auf den Lehmbergen, die rund um die Baustelle unseres Hauses aufgetürmt waren. Dementsprechend sahen wir abends auch aus. Für meine Eltern, die beide immer schon sehr pragmatisch waren, kein Problem. Meine Mutter sagte immer: »Die Kleidung können wir waschen – und die

Kinder auch.« Hier kam dann auch immer mal wieder die Waschpaste zum Einsatz.

Wenn meine Mutter nachmittags etwas mit meinem Vater zu besprechen hatte und ihn in der Firma besuchte, kamen wir Kinder immer begeistert mit. Für uns war das Werkshallenareal wie ein großer Abenteuerspielplatz, auch wenn wir natürlich nie ohne Aufsicht dort herumlaufen durften. Irgendjemand passte immer auf uns auf – und wenn es der Werkstattmeister war. Später habe ich dort in den Schulferien gearbeitet, um mein Taschengeld aufzubessern. Mein Vater hat immer großen Wert darauf gelegt, dass wir Kinder uns mit kleineren Jobs Geld dazuverdienen und früh lernen, wie man mit Geld umgeht. Wollten wir weiterhin Taschengeld bekommen, mussten wir wenigstens die Hälfte unserer Ferien irgendwo jobben. So lehrte er uns früh, auf eigenen Beinen zu stehen. Als Teenager habe ich daher auch oft in der Firma meines Vaters gearbeitet. Morgens um 5:30 Uhr bin ich »eingefahren« und habe dann den ganzen Tag in der großen Produktionshalle an der Maschine gestanden. Extrawürste gab es nicht, ich war eine Arbeitskraft wie jede andere auch. In Spitzenzeiten beschäftigte die Firma meines Vaters circa 80 Mitarbeiter und war damit ein relativ großes mittelständisches Unternehmen.

So sehr mein Vater das Tüfteln liebte, so ungern beschäftigte er sich mit der kaufmännischen Seite des Unternehmens. Er war nicht der große Geschäftsmann, der nach außen die Firma repräsentierte und die Budgets und Aufträge durchkalkulierte. Er war kein Kaufmann, er war Ingenieur durch und durch. Die kaufmännische und repräsentative Aufgabe hatte sein Bruder übernommen. Doch als die Firma in Turbulenzen geriet, stieg mein Onkel aus der Firma aus und überließ nun auch diesen Part meinem Vater. Vielleicht wurde ihm auch das zum Verhängnis.

Es war Anfang der 1990er Jahre, als die Firma meines Vaters in die Krise geriet. Ein großer Auftrag, der mit viel Geld verbunden war, platzte, weil der Auftraggeber plötzlich nicht mehr zahlte, obwohl bereits produziert worden war. Wenn plötzlich so eine enorme Summe an Einnahmen fehlt, ist das für ein mittelständisches Unternehmen nur schwer wegzustecken. Die Zeiten waren ohnehin schwierig. Deutschland schlitterte in die Rezession, und das Jahr 1993 wurde zum absoluten Krisenjahr. In dieser Phase setzte mein Vater dann auch noch auf die falschen Berater. Er wollte den Familienbetrieb unter allen Umständen weiterführen, das Vermächtnis seines Vaters bewahren – und verlor am Ende doch alles. 1993 musste er Konkurs anmelden. Aus heutiger Sicht war dies der Zeitpunkt, an dem das Schicksal meines Vaters sich entschied. Dieser nicht selbst verschuldete Konkurs war vermutlich der Ausgangspunkt für die Krankheit meines Vaters, der Auslöser, wenn man so will. Denn über den Verlust der eigenen Firma ist er nie wirklich hinweggekommen. In seinen Augen war er gescheitert. Wir hatten kein Geld mehr, nur noch Schulden. Wir verloren wenig später sogar unser Haus. Aber für ihn war sicherlich das Schlimmste, dass er seine Familie nicht mehr selbst versorgen konnte. So habe ich es damals empfunden. Mein Vater war verzweifelt, es ging ihm schlecht, weil er uns auf einmal keine Sicherheit mehr bieten konnte. Die Menschen, die ihm immer am wichtigsten gewesen waren, seine Familie, mussten plötzlich leiden, weil er gescheitert war. So hat er es vermutlich empfunden, und an dieser Situation ist er zerbrochen. Es war nicht das Materielle, das ihn bewegte. Es war das Menschliche. Auf der einen Seite war er enttäuscht von jenen Leuten, die ihn beraten, es aber offensichtlich nicht ehrlich mit ihm gemeint hatten. Und auf der anderen Seite gab es da noch den Anspruch an sich selbst. Er hatte das Vermächtnis seines Vaters nicht bewahren können, und er hatte seine Familie nicht beschützen können. Das hat ihm das Herz gebrochen.

Dr. Mazda Adli:

Privatdozent Dr. Mazda Adli ist Psychiater, Chefarzt der Fliedner Klinik Berlin und Depressionsforscher an der Berliner Charité

Die Depression ist eine der am weitesten verbreiteten seelischen Erkrankungen. Hochrechnungen der Weltgesundheitsorganisation WHO zeigen, dass Depressionen bis zum Jahr 2030 an Platz eins der führenden Krankheitsursachen stehen werden, wenn man die durch Krankheit beeinträchtigten Lebensjahre zugrunde legt.

Die Depression ist der Prototyp einer Stress-Folgeerkrankung. Einer depressiven Episode geht sehr häufig eine belastende Situation oder ein belastendes Ereignis voraus. Das muss nicht immer ein negatives Ereignis sein, das kann beispielsweise auch ein Umzug oder ein Jobwechsel sein. Manche Menschen heiraten und werden depressiv. Auch sechs Richtige im Lotto haben durchaus schon zu Depressionen geführt. Entscheidend ist die Veränderung im persönlichen Lebensumfeld. Veränderungen bedeuten für uns Menschen Stress. Häufig sind es aber auch unbemerkte, chronische Belastungen, zum Beispiel ein Konflikt am Arbeitsplatz oder eine Dauerbelastung durch die Pflege eines Angehörigen. Ist dieser Stress nicht kompensierbar, kann er eine Depression auslösen. Vor allen Dingen dann, wenn es zusätzlich noch eine genetische Anfälligkeit dafür gibt. Dieses Zusammenspiel zwischen äußeren Stressoren und genetischer Anfälligkeit ist auch schon recht gut untersucht. Es gibt bestimmte genetische Varianten, die mit einem größeren Depressionsrisiko verbunden sind, aber nur, wenn auch äußerer Stress, eine äußere Belastungssituation hinzukommt.

Für mich war es die Zeit, in der ich gerade flügge wurde. Ich machte 1993 mein Abitur und stand kurz davor, aus meinem Elternhaus auszuziehen. Zum Wintersemester schrieb ich mich zum Studium an der Universität Essen ein. Aufgrund der Firmeninsolvenz wollte ich meinen Eltern nicht unnötig auf der Tasche liegen und bemühte mich, mein eigenes Leben auf die Reihe zu bekommen. In diese Zeit fallen die ersten Veränderungen meines Vaters. Er blieb plötzlich mehr und mehr zu Hause. Natürlich sprach meine Mutter ihn darauf an und fragte, ob er nicht in die Firma müsse. Aber oft verneinte er und meinte, er hätte alles geregelt, es würde alles gut laufen. »Ich möchte lieber hierbleiben, dann bin ich in deiner Nähe.« Zuerst hat sich meine Mutter darüber gefreut, dass mein Vater mehr zu Hause war. Denn natürlich gab es auch Zeiten, da hat sie gestöhnt, dass es schön wäre, wenn er mal ein bisschen häufiger zu Hause wäre und nicht so viel arbeiten würde. Wer kennt das nicht? Während wir beide jetzt hier sitzen und uns darüber unterhalten, sind wir uns sicher, dass das die Anfänge der Depression waren. Mein Vater zog sich immer mehr aus dem Betrieb zurück, saß zu Hause in seinem Arbeitszimmer und war häufig müde und erschöpft. Damals gab es aber für uns genügend andere Erklärungen für seinen Rückzug. Es war eine schwere Zeit für ihn, die Firma war insolvent, er musste mit diesem Scheitern erst einmal zurechtkommen. Und es war für uns zunächst auch nicht weiter verwunderlich, dass er all diese Dinge mit sich selbst ausmachte und mit keinem anderen darüber sprach. So war er eben, dachten wir. Typisch Mann.

Und dann waren da noch die Post-its. Meine Mutter war inzwischen wieder in ihren alten Beruf als Erzieherin zurückgekehrt. Als wir Kinder geboren wurden, hatte sie aufgehört, in ihrem gelernten Beruf zu arbeiten. Neben ihrem Vollzeitjob als Mutter von vieren hatte sie zeitweise immer mal wieder in der Firma meines Vaters mitgearbeitet. Als der Familienbetrieb dann in die Insolvenz ging und mein Vater kein Geld mehr verdiente, musste sie sich wieder eine regelmäßige Arbeit suchen und fand eine Anstellung in einem katholischen Kindergarten. »Als Evangelin im verkehrten Lager …«, sagt sie heute schmunzelnd. Meine Mutter wird dem Pfarrer der Gemeinde auf ewig dafür dankbar sein, dass er ihr eine Chance gab.

Wenn es darum ging, Papierkram, Rechnungen oder Korrespondenz mit Behörden zu erledigen, übernahm das in der Regel mein Vater. Um solche Dinge kümmerte er sich gern. Das war schon immer so gewesen. Doch auch hier zeigten sich Veränderungen. Plötzlich kamen Rückfragen: »Frau Meierhenrich, Sie wollten uns doch noch Unterlagen einreichen?!« Wenn meine Mutter meinen Vater darauf ansprach, was denn da los sei und ob er vergessen habe, die Unterlagen zu versenden, dann behauptete er, alles erledigt zu haben. »Die haben das verschlampt.« Solche Situationen kamen plötzlich immer häufiger vor. Er behauptete steif und fest, alles wie besprochen erledigt zu haben. Doch in Wirklichkeit vergaß er immer mehr. Irgendwann jedenfalls begann er damit, sich für alles Post-its zu schreiben, diese kleinen gelben Erinnerungsstützen. Überall klebten diese Zettel. Aber selbst damit vergaß er ganz wesentliche Dinge. Das waren die ersten Anzeichen, dass er gar nicht mehr in der Lage war, alltägliche Aufgaben zu bewältigen. Ihm wuchs alles über den Kopf. Aber wir haben das nicht gleich richtig gedeutet. Immer wieder schoben wir alles auf die schwere Zeit, die er hatte, auf das Trauma des Konkurses. Seine Wesensveränderungen schlichen sich in unser Leben, anfangs fast unmerklich, später immer deutlicher. Es hat mindestens noch drei Jahre gedauert, bis wir uns eingestanden, dass mein Vater Hilfe braucht.

Dr. Mazda Adli:

Die Depression ist eine Erkrankung, die unter die Gemütserkrankungen fällt, es kommt also zu einer Veränderung der Stimmung. Die Betroffenen fühlen sich häufig niedergeschlagen und traurig. Manchmal herrscht ein Gefühl der Gefühllosigkeit, der inneren Leere, was von den Betroffenen als besonders quälend empfunden wird. Weder Trauer noch Freude sind ihnen dann möglich. Die Dinge, die ihnen normalerweise wichtig sind, verlieren an Bedeutung, zum Beispiel die Familie, Menschen, die ihnen lieb sind, aber auch Tätigkeiten, die ihnen ansonsten liegen. Es kommt zu einer Antriebsminderung. Alles kostet mehr Kraft als sonst. Viele Betroffene können sich dann auch nicht mehr so gut entscheiden. Manche Menschen werden sehr wortkarg. Außerdem kann es Veränderungen im Denken geben. Die Gedanken werden langsamer, manchmal hat man das Gefühl, sie kleben wie fest. Viele Betroffene klagen über endlose Grübelschleifen, aus denen sie nicht mehr hinausfinden. Auch inhaltlich sind die Gedanken dann meist von der Depression eingefärbt, das können Selbstvorwürfe sein, Schuldempfinden, Zukunftsängste oder Minderwertigkeitsgedanken. Manche bekommen das Gefühl, nicht mehr genug

Geld zu haben, um ihren Lebensunterhalt zu bestreiten. Bei manchen kommen Krankheitsängste auf, eine Art hypochondrisches Empfinden. Manchmal werden diese Sorgen so stark, dass sie zu einem Wahn werden. Hier spricht man auch von einer wahnhaften Depression. Das sind dann besonders schwer ausgeprägte psychische Erkrankungen, die als psychiatrischer Notfall gelten. Innere Unruhe spielt häufig eine Rolle oder eine Ängstlichkeit, die vorher nicht bestanden hat. Der Appetit verändert sich; manchmal kommt es zu massiven, nicht beabsichtigten Gewichtsverlusten. Es kommt zu Schlafstörungen. Das Einschlafen fällt schwer, man kann auch nicht mehr durchschlafen, viele Betroffene klagen über Früherwachen. Typischerweise sind die Symptome der Depression morgens ausgeprägter als am Abend, das nennt man Morgentief. Eine Depression hat nicht selten Lebensüberdruss oder sogar Suizidgedanken zur Folge. Das sind potenziell lebensbedrohliche Symptome der Depression.

Man kann zusammenfassend sagen: Betroffene berichten, während einer Depression funktioniert im Grunde nichts mehr so wie vorher, nichts fühlt sich so an wie vorher, man steckt plötzlich nicht mehr in seiner eigenen Haut, alles wird zur Qual und man verliert die normale Funktionsfähigkeit im beruflichen wie im sozialen Umfeld. Besonders belastend ist hierbei die Perspektiv- und Hoffnungslosigkeit, die Betroffene empfinden. Sie können sich nicht vorstellen, dass sich ihre Situation jemals wieder bessert. Dabei gilt: Depressionen sind behandelbar und diese Symptome bessern sich mit der Behandlung.

Für unsere Familie brachen auch wirtschaftlich schwierige Zeiten an. Die Insolvenz hatte für uns alle gravierende Folgen. Als ich auszog, verließ ich das Haus, in dem ich groß geworden war, das Haus, das meine Eltern sich immer gewünscht hatten und in dem meine Oma eine Einliegerwohnung bewohnt hatte. Mein Elternhaus. Zwei Jahre später mussten meine Eltern ebendieses Haus verkaufen, kurz bevor es zwangsversteigert worden wäre. Es war einfach kein Geld mehr da. Meine drei Brüder sind jünger als ich und bekamen die finanzielle Not noch viel unmittelbarer zu spüren. Alles, was Geld kostete, wurde beendet. Hobbys wie Tennisspielen waren plötzlich nicht mehr finanzierbar. Wo es nur ging, wurde gespart. Ich bemühte mich damals um finanzielle Unterstützung für mein Studium in Form von BAföG. Mein Antrag wurde allerdings abgelehnt, weil meine Eltern auf dem Papier noch immer ein eigenes Unternehmen mit einem gewissen Einkommen besaßen. Dass zu dem

Zeitpunkt aber schon jegliche Einnahmen für die Gläubiger weggepfändet wurden, interessierte nicht. Bis eine Insolvenz abgeschlossen ist, gehen mitunter Jahre ins Land. Und wenn du in dieser Phase bist, wo du eigentlich schon nichts mehr besitzt, aber der Stempel noch nicht drauf ist, dann hast du keine Chance. Ich bekam also kein BAföG, obwohl ich sogar versuchte, gerichtlich gegen diese Entscheidung vorzugehen. Mein Anwalt wurde damals vom Sozialamt bezahlt. Das Geld, das ich mir durch die verschiedensten Jobs verdiente, brauchte ich, um meinen Lebensunterhalt zu finanzieren. Und ich hatte viele Jobs! Zunächst stand ich im Kino an der Popcorn- und Nachotheke. Ich glaube allerdings, dass ich während meiner Schichten mehr Nachos gegessen als verkauft habe … Bald schon fand ich einen Gastrojob beim Musical-Theater Essen, wo damals gerade »Joseph and the Amazing Technicolor Dreamcoat« lief. Da ich mir natürlich kein Auto leisten konnte, suchte ich mir meine Jobs stets in der näheren Umgebung meiner Wohnung. Und das Musical-Theater lag direkt um die Ecke. Ich begann in so ziemlich jedem Bereich, den man sich vorstellen kann, zu kellnern, weil man hier durch die Trinkgelder einfach noch einen kleinen Bonus aufs reguläre Gehalt bekommen konnte. Meine Jobs nutzte ich auch, um in den Semesterferien wenigstens ein bisschen Urlaub machen zu können. Für »richtigen« Urlaub, für größere Reisen, fehlten mir die Mittel. Stattdessen arbeitete ich im Sommer als Zimmermädchen oder Gastrokraft auf Sylt, im Winter in verschiedenen Skigebieten in der Gastronomie. Dann bekam ich bei IKEA, das in Essen auch direkt um die Ecke lag, einen Sommerjob und verkaufte dort eine Saison lang Gartenmöbel. Weil sie sehr zufrieden mit mir waren, boten sie mir im Winter meinen ersten reellen Teilzeitjob an, den ich gern annahm. Von da an verkaufte ich neben meinem Studium Kindermöbel beim schwedischen Möbelriesen. Insgesamt war das eine intensive und prägende Zeit in meinem Leben, an die ich mich bis heute noch sehr gut erinnern kann und aus der ich unwahrscheinlich viel mitgenommen habe.

»Würdest du heute irgendetwas anders machen, Mama?«

»Mit meinem heutigen Wissen würde ich nicht mehr in dieses neue Haus ziehen.«

EIN NEUES ZUHAUSE

Für unsere Familie brach eine unglaublich schwierige Zeit an. Nach und nach wurde uns alles weggenommen, bis nichts mehr da war. Die Hauskredite bei der Bank schnürten uns die Luft zum Atmen ab. Ich war schon zum Studieren nach Essen gezogen, bekam das alles nur noch mittelbar an den Wochenenden mit. Aber meine Mutter steckte mittendrin. Ihr war klar geworden, dass sie das Haus nicht würden halten können und dass sie sich schnell nach einer anderen Lösung für die Familie umschauen musste. Unterstützung vonseiten meines Vaters konnte sie nicht erwarten, also begann sie, sich allein darum zu kümmern. Einmal mehr in diesen Jahren war sie auf sich gestellt. Mich wollte sie nicht damit belasten, meine Brüder waren zu jung. Wie aber sollte sie in unserer prekären finanziellen Lage eine neue Bleibe für die Familie finden? Ein scheinbar aussichtsloses Unterfangen. Meine Mutter suchte nach einer günstigen Wohnung, in der sie zu fünft einziehen konnten. Sie fragte Bekannte, bat Freunde um Hilfe. »Wenn ich wahrheitsgemäß erzählte, dass wir mit drei pubertierenden Jungs in die Wohnung einziehen wollten, wurde meist direkt abgewinkt«, erzählt sie mir heute. Es dauerte eine kleine Ewigkeit, aber irgendwann hatte sie es tatsächlich geschafft und eine passende Wohnung gefunden. Die Vermieterin war eine ältere Dame, die bereit war, sich auf eine fünfköpfige Familie einzulassen. »Vielleicht, weil sie mich nett fand. Vielleicht, weil ich erzählt habe, die Jungs seien gut erzogen. Vielleicht aber auch, weil ich ihr einfach leidtat.« Als meine Mutter meinem Vater von der – endlich! – gefundenen Wohnung erzählte, geschah etwas, was sie nicht verstehen konnte. Mein Vater wollte von der Wohnung nichts wissen, er weigerte sich, sie überhaupt zu besichtigen. Er wollte partout nicht dorthin und sich diese Wohnung ansehen. Meine Mutter konnte das überhaupt nicht nachvollziehen. »Ich habe gemeckert, geschimpft und getobt. Ich habe alle Register gezogen. Doch es war nichts zu machen.«

Und dann entdeckte mein Vater plötzlich dieses alte Fachwerkhaus. Er muss irgendwann allein durch die Straßen gelaufen sein und es dabei erspäht haben. Es war eine Bruchbude mitten in der Stadt. Was er in diesem Haus gesehen hat, weiß ich nicht, aber mein Vater kam ganz glücklich nach Hause und sagte, er habe etwas gefunden. Dieses Fachwerkhaus könnte er für die Familie renovieren, somit hätte er auch wieder eine neue Aufgabe. Denn nach Abwicklung der Firma hat er zu der Zeit nicht gearbeitet. Er war ganz beseelt von seiner Idee und wollte meiner Mutter das Haus unbedingt zeigen. Natürlich ging sie mit ihm hin – und war schockiert. Das Haus hatte nicht einmal eine richtige Heizung. Die Wände waren so dünn, dass meine Brüder später witzelten: »Sollen wir die Tapete abziehen, dann können wir rausgucken?« Alles war unglaublich verwinkelt. Eine Treppe hoch, ein Zimmer auf der ersten Etage, noch eine halbe Treppe hoch, ein weiteres Zimmer; hier ein Zimmer, da ein Zimmer. Zumindest gab es viel Platz für fünf Personen, das musste man dem Haus lassen. Irgendwie schaffte es mein Vater, meine Mutter zu überzeugen. Er machte ihr weis, dass er sich um das Haus kümmern würde, dass er es umbauen und schön machen würde. Handwerklich war er wirklich sehr begabt. Allein die Vorstellung, dass er wieder eine Aufgabe hätte, die ihn ausfüllen könnte, war so verheißungsvoll, dass meine Mutter einwilligte und sich für dieses neue Haus entschied. Damals verstand sie nicht, warum er partout nicht in die Mietwohnung hatte einziehen wollen, sondern sich stattdessen diese Bruchbude ans Bein band. Heute ist sie sich sicher: »Er wollte einfach nicht in ein Haus einziehen, in dem noch andere Menschen lebten. Er wollte sich unauffällig zurückziehen können.« Sie hält es inzwischen für ihren größten Fehler, dass sie meinem Vater damals zustimmte, mit ihm in dieses Haus zu ziehen. Denn hier wurde alles nur noch schlimmer.

Meine Eltern zogen mit den Jungs aus unserem schönen Haus, an das wir heute alle noch wehmütig zurückdenken, in dieses kalte, verwinkelte, marode Fachwerkhaus. Mein Vater machte sich sofort daran, die Pläne für den Umbau und die Sanierung zu erstellen. Stunde um Stunde saß er in seinem Arbeitszimmer und brütete über den Zeichnungen und Skizzen. Wie gesagt, er liebte Pläne. Und er war sehr gut darin zu planen. Nur – es passierte nichts. Mal räumte er ein bisschen im Haus, mal besorgte er sich ein Werkzeug. Er kaufte zum Beispiel eine neue Bohrmaschine, die dann aber nicht zum Einsatz kam. Meine Mutter dachte jedes Mal, wenn er aktiv wurde: Jetzt geht es endlich los, jetzt passiert etwas, jetzt fängt er mit dem Umbau an. Heute fragt sie sich, wieso sie das so lang in dieser Art und Weise mitgemacht hat. Aber ich kann sie verstehen. Man betrügt sich in solchen Situationen ja auch ein bisschen selbst. Man möchte dem anderen glauben und ihm kein Unrecht tun. Man hält sich an dem kleinsten Strohhalm fest. Wahrscheinlich hat mein Vater sogar selbst gemerkt, dass er es nicht mehr schaffte, und wollte es nicht wahrhaben. Wenn man ihn aber damit konfrontierte, fühlte er sich sofort angegriffen. Also haben wir lieber nichts gesagt und ihm keine Vorwürfe gemacht. Ich kann daher gut nachvollziehen, wieso meine Mutter so lange stillgehalten und abgewartet hat.

Mit uns Kindern hat sie damals nicht über ihre Ängste und Sorgen gesprochen. Sie wollte uns verständlicherweise nicht belasten. Meine Brüder waren noch jung und hatten schon genug auszuhalten. Die sollten weiterhin mit ihren Freunden zusammen sein und sich nicht mit den Nöten ihrer Mutter beschäftigen. Ich selbst war in Essen und hatte mir vorgenommen, mein Studium so schnell wie möglich durchzuziehen. Je schneller, desto besser, war mein oberstes Gebot, weil ich niemandem zur Last fallen wollte. Ich arbeitete an meinem Traum, einen Job in einer Werbeagentur zu bekommen. Ach, was sage ich, einen Job in DER Werbeagentur schlechthin. Seit ich 14 Jahre alt war, wollte ich immer zu BBDO. Das war damals die weltweit größte und beste Werbeagentur mit internationalem Netzwerk, »the hottest shit«, wenn man so will. Und ich wollte unbedingt in die Werbung. Das war mein Traum. Jahrelang bemühte ich mich in dieser Branche Praktikumsplätze zu ergattern. Natürlich auch bei BBDO. Und dann eröffnete sich mir tatsächlich die Chance. Ich bekam zunächst ein Praktikum in der Strategischen Planung und Marktforschung, wechselte später in die Mediaplanung. Dort wurde ich dann tatsächlich in eine Teilzeitstelle übernommen und war meinem Ziel ein großes Stück näher gekommen. Endlich konnte ich Geld in dem Beruf verdienen, den ich schon immer ausüben wollte. Werbung war absolut mein Ding. Seit meinen Teenagertagen wünschte ich mir jedes Jahr zu Weihnachten das aktuelle Jahrbuch der Werbung, in dem die besten Kampagnen des jeweiligen Jahres veröffentlicht wurden. Diese Jahrbücher stehen bis heute in meinem Bücherregal. Eine gute Werbung zu kreieren, hat mich schon immer fasziniert. Welche Psychologie steckt dahinter? Wie funktioniert Beeinflussung? In meinem Psychologiestudium setzte ich im Hauptstudium dementsprechend den Schwerpunkt auf Medien- und Werbepsychologie. Ich fand das wahnsinnig spannend. Meine Magisterarbeit schrieb ich dann über das Thema »Parasoziale Interaktion am Beispiel vom Jugendfernsehen«, also eigentlich Wirkungsforschung des Fernsehens auf Zuschauer und umgekehrt. Das hat mir hinterher bei meiner Arbeit beim Fernsehen natürlich geholfen, Prozesse zu verstehen. Medienpsychologie eben. Zu meinem ersten TV-Casting kam ich auch eher durch Zufall. Oder besser gesagt: Ich ging zu diesem Casting, um für meine Magisterarbeit zu recherchieren, und nicht, um diesen Job zu bekommen. Ich wollte einfach Bonuspunkte von meinem Professor erhaschen. Der MDR suchte eine Moderatorin fürs Jugendfernsehen und hatte einen Aushang am Schwarzen Brett der Uni gemacht. Dass ich das Casting tatsächlich gewann und plötzlich einen Job als Moderatorin beim MDR hatte, war überhaupt nicht geplant gewesen. Aber das war mein Startschuss beim Fernsehen.

Während meiner Heimatbesuche bemerkte ich natürlich die Veränderungen an meinem Vater. Anfangs verließ er noch sein Arbeitszimmer, wenn ich nach Hause kam. Er freute sich, wollte wissen, wie es mir im Studium erging, und nahm sich Zeit für mich und den Rest der Familie. Wir saßen dann am Tisch, und er erzählte stundenlang von seinen Plänen. Er zeigte uns seine Ideen für das Haus und erzählte, dass er wieder freiberuflich als Ingenieur arbeiten wolle. Natürlich wurde auch mir irgendwann klar, dass er zwar viele Pläne hatte, aber nichts davon umsetzte. Irgendwann ließ er sich immer seltener außerhalb seines Arbeitszimmers blicken. Und oftmals stand er ganz schnell wieder vom Tisch auf und zog sich in sein Zimmer zurück. Er raffte sich noch für einen Kaffee auf und war wieder weg. Der Kontakt wurde weniger und weniger. Zwei meiner engsten Freundinnen, die ich seit meiner Kindheit kenne, bekamen den fortschreitenden Rückzug meines Vaters ebenfalls mit. Normalerweise begrüßte er sie herzlich, wenn sie zu Besuch kamen, und wollte immer wissen, was in ihrem Leben gerade los war. Aber irgendwann bekamen auch sie ihn nicht mehr zu Gesicht. Sie erlebten hautnah mit, was bei uns zu Hause los war. Sie sind bis heute Freunde der Familie, waren immer am Start, wenn es darum ging, Hilfe anzubieten. Von vielen anderen kann man das leider nicht sagen.

Ein gemeinsamer Freund meiner Eltern bot meinem Vater später noch mal eine Stelle als Ingenieur an. Ein positives Beispiel unter vielen negativen. Meine Mutter jubilierte natürlich: endlich wieder ein richtiger Job! Doch mein Vater sagte: »Ich glaube, das möchte ich nicht machen.« Meine

Mutter konnte es nicht fassen. Wie bitte? Er wollte diesen Job nicht annehmen? Das konnte doch nicht sein Ernst sein. »Du würdest doch wieder Geld verdienen. Wir hätten endlich wieder ein vernünftiges Einkommen.« Doch all die Argumente prallten an meinem Vater ab. Die Verantwortung war ihm offensichtlich zu groß. Er war schon längst nicht mehr in der Lage, in seinem Beruf als Ingenieur zu arbeiten, Termine einzuhalten, mit Menschen zu kommunizieren, Projekte voranzutreiben. Wir konnten das damals nicht verstehen. Uns war nicht klar, dass er einen normalen beruflichen Alltag gar nicht mehr bewältigen konnte in seinem Zustand. Wir hatten keine Vorstellung davon, wie mein Vater sich zu dieser Zeit gefühlt haben muss.

An etwas Kurioses erinnern meine Mutter und ich uns heute: Das Haus besaß ja keine richtige Heizung, aber einen großen Ofen. Und mein Vater sorgte immer dafür, dass dieser Ofen brannte. Er war ihm irgendwie wichtig. Er füllte Holz und Kohle nach und achtete darauf, dass der Ofen niemals ausging. Nicht dass wir uns falsch verstehen! Auch mit Ofen herrschten im Winter gerade mal 15 oder 16 Grad Celsius in dieser Bruchbude, aber immerhin. Meine Mutter und ich haben darüber nachgedacht und sind zu der Erkenntnis gekommen, dass dieses »Feuermachen« für meinen Vater zu einem wichtigen Ritual wurde. Eine überschaubare Tätigkeit, die er noch bewältigen konnte. Eine Tätigkeit mit klarer Konsequenz: Wenn ich dafür sorge, dass der Ofen brennt, wird es warm, wenn ich das nicht mache, wird es kalt. Und meine Mutter hasst Kälte. Im Grunde seines Herzens wollte mein Vater immer nur, dass es meiner Mutter gut geht. Sie war seine Königin. Ich erinnere mich, dass ich in meiner Pubertät schon Ärger mit ihm bekam, wenn ich nur mit meiner Mutter gestritten hatte. Dann kam er in mein Zimmer und sagte: »Wenn du deine Mutter nicht in Ruhe lässt … Bevor sie unglücklich ist, setze ich dich vor die Tür.« Er wollte immer nur, dass es ihr gut geht. Als sie sagte, ihr sei in dem neuen Haus so furchtbar kalt, sie halte es nicht mehr aus, nahm er ein paar Bretter und nagelte einfach die Fenster zu. Nun kam zwar die Kälte nicht mehr durch, aber dafür war es stockdunkel. »Heute frage ich mich manchmal, welches Brett ich eigentlich vor dem Kopf hatte, dass ich das alles mitgemacht habe«, sagt sie und schüttelt den Kopf.

Viele Jahre später, nachdem mein Vater nicht mehr am Leben war, machte meine Mutter sich dann selbst daran, das alte Fachwerkhaus zu renovieren. Zu der Zeit arbeitete sie noch immer als Erzieherin im Kindergarten. Sie kam von ihrer Arbeit mit den Kindern nach Hause, zog sich um und setzte das unter Denkmalschutz stehende Gebäude Stück für Stück wieder instand. Sie schliff jeden einzelnen Holzbalken ab, kleidete die einzelnen Fächer von innen mit Stroh und Lehm aus, ersetzte die maroden Fenster. Jahrelang stand sie dort nach Feierabend und machte das Haus fertig. Nur wenn es wirklich nicht anders ging, wurden Handwerker beauftragt. Natürlich haben auch meine Brüder geholfen, wo es nur ging. Einer von ihnen verbrachte den Großteil seiner freien Wochenenden und seine kompletten Urlaube in diesem alten Haus, um die Badezimmer zu fliesen, die Böden zu machen und um Wände einzureißen. Es war absolute Schwerstarbeit. Uns allen war klar, dass das Haus nur im sanierten Zustand zu verkaufen wäre. Als Bruchbude war es nichts wert. Zimmer für Zimmer ließ meine Mutter das Haus in neuem Glanz erstrahlen. Während dieser Zeit lebte sie mit meinen Brüdern auf einer Großbaustelle. Zeitweise waren nur ein oder zwei Zimmer bewohnbar, an anderer Stelle waren die Außenwände offen und der Innenbereich nur mit Plastikfolie vor Wind und Wetter geschützt. Kam dann ein Sturm durchs Münsterland, musste man befürchten, dass das Haus dem nicht standhalten würde. Nach fünf Jahren harten Umbaus konnte meine Mutter das Haus endlich verkaufen und die Kredite ablösen. Das war vor zwei Jahren.

»Ich habe mir oft gesagt: Das ist nicht dein Vater, der da spricht. Das ist die Krankheit, die mir meinen Vater gestohlen hat.«

»Konntest du das, Nova?
Ich konnte das nicht immer.«

WESENSVERÄNDERUNGEN

Irgendwann konnte niemand von uns mehr die Augen vor der Tatsache verschließen, dass mein Vater sich verändert hatte und dass diese »Phase« nicht von allein wieder enden würde. Es war unheimlich schwer für mich, mir das einzugestehen. Wenn du deinen Vater als absoluten Familienmenschen erlebt hast, der so viel mit seinen Kindern unternommen hat, ist es erschütternd, nach Hause zu kommen und zu sehen, dass er sich nur noch in diesem einen kleinen Raum aufhält. Ich bin die älteste von uns Geschwistern und habe meinen Vater, wenn man so will, die längste Zeit als gesunden Menschen und liebevollen Vater um mich gehabt. Für mich war es wirklich hart, seine Wesensveränderungen mitzuerleben. Sein Leben bemaß sich plötzlich auf wenige Quadratmeter. Er zog sich in sein Arbeitszimmer zurück und verbrachte dort seine gesamte Zeit. In diesem Zimmer standen sein Schreibtisch, seine Aktenordner, sein Computer. Außerdem hatte er sich ein Tagesbett dort hineingestellt, damit er sich zwischendurch auch mal kurz hinlegen konnte. Eigentlich ein ganz normales Arbeitszimmer, doch es wurde seine Höhle, sein Rückzugsort vor der Welt. Die Tür seines Zimmers war immer geschlossen.

Wollten wir hinein, mussten wir anklopfen. Was er genau hinter der Tür machte, konnten wir nur ahnen. Fernsehgucken, rauchen, schlafen. Er schlief unheimlich viel, war immer müde und kaputt. Die meiste Zeit war der Raum dementsprechend abgedunkelt. Meine Mutter meint, als es schlimmer wurde, schloss er sich auch richtig in seinem Zimmer ein. Und wenn sie gegen die Tür polterte und meinen Vater bat, er solle bitte öffnen, wollte er nur in Ruhe gelassen werden und drehte seine Musik auf. Ich erinnere mich an Tage, an denen ganz laut Pink Floyd durchs Haus dröhnte.

Immer häufiger blieb mein Vater auch über Nacht in seinem Zimmer. Erst später, als wir wussten, dass er an Depressionen erkrankt war, und wir uns überall alle möglichen Informationen über diese Krankheit beschafften, erkannten wir, dass dieses Verhalten symptomatisch für Depressive ist. Die Betroffenen können große Weiten nicht mehr ertragen, kommen nur noch in kleinen, überschaubaren Räumen zurecht, fühlen sich außerhalb ihres geschützten Raumes sofort überfordert. Genau so war es für meinen Vater. Uns fiel sein Rückzug natürlich besonders auf, weil er früher immer aktiv am Familienleben teilgenommen hatte. Er legte zum Beispiel immer sehr viel Wert darauf, mindestens eine Mahlzeit am Tag gemeinsam mit der ganzen Familie einzunehmen und dadurch Zeit miteinander zu verbringen. Spätestens als er selbst nun zum Essen nicht mehr aus seinem Zimmer kam, obwohl das für ihn immer so unglaublich wichtig gewesen war, machten wir uns ganz fürchterliche Sorgen um ihn.

Ich hatte, weil ich unter der Woche nie zu Hause war, nur die Momentaufnahmen von den Wochenenden. Das ist vielleicht am ehesten vergleichbar mit der Wahrnehmung, wie schnell Kinder wachsen. Wenn du ein Kind jeden Tag vor dir hast, dann fällt es dir gar nicht so auf, dass dieses Kind größer wird und sich verändert, aber wenn du das Kind nur unregelmäßig siehst, dann merkst du sofort, wenn es einen Sprung gemacht hat. So war es für mich, wenn ich wieder nach Hause kam. Ich erkannte meinen Vater nicht mehr wieder. Manchmal zeigte er sich das ganze Wochenende nicht. Das war wirklich schlimm.

Wenn ich mir das, was ich hier zu Papier bringe, durchlese, erscheint alles so klar und eindeutig. Das war es aber in der Realität überhaupt nicht. Es waren ja nicht alle Tage gleich. Es gab durchaus Tage, an denen mein Vater morgens plötzlich in der Küche stand und mit meiner Mutter gemeinsam Kaffee trank, bevor sie das Haus verließ und zur Arbeit ging. An solchen Tagen hoffte meine Mutter, dass alles wieder wie früher werden würde. Alles wird gut. Ist doch alles gar nicht so schlimm. Weil wir zwischendurch immer wieder Hoffnung schöpften, wogen die Enttäuschungen umso schwerer.

Ich erinnere mich an eine Begebenheit, die mich damals unheimlich verletzt und traurig gemacht hat. Ich hatte Karten für die Stadiontour der Rolling Stones im Ruhrgebiet besorgt, Anfang der 2000er. Ich weiß das bis heute, als wäre es gestern gewesen. Damals arbeitete ich für VIVA und war gerade nach Köln gezogen. Mein Vater wollte die Stones schon immer einmal live sehen, sein absoluter Traum. Also hatte ich Tribünenkarten für ihn und mich organisiert. Es sollte ein richtiger Vater-Tochter-Abend werden, ein Abend nur für uns. Wir hatten besprochen, dass er zu mir in die Wohnung kommt und wir dann gemeinsam zum Konzert fahren. Ich freute mich darauf und wartete zu Hause, als er überraschend anrief und mir mit einer profanen Begründung absagte. Er meinte, es sei so viel Verkehr, nur Stau, er werde nicht kommen. Im Grunde hat er mich klassisch versetzt. Er war noch nicht einmal losgefahren. Ich konnte das damals überhaupt nicht begreifen, war unendlich enttäuscht und wütend. Traurig. Solche Situationen ereigneten sich im Laufe der Jahre immer wieder. Heute weiß ich, er hätte es nicht ertragen zwischen all den Menschen. Allein der Weg zu mir nach Köln war zu weit, für ihn nicht mehr machbar. Mein Vater veränderte sich mehr und mehr, er wurde eine andere Person als die, die ich bis dahin gekannt und geliebt hatte. Heute verstehe ich die Gründe, damals war ich einfach nur unendlich traurig.

Meine Mutter war irgendwann nur noch krank, fing sich jeden erdenklichen Infekt im Kindergarten ein, alles, was es gab. Ihr Immunsystem war komplett geschwächt. In dieser Zeit sprach sie das erste Mal offen mit ihrer Hausärztin über meinen Vater und die Situation zu Hause. Sie sagte, dass sie sich große Sorgen mache, dass etwas mit ihrem Mann nicht stimme, dass sie Hilfe benötige. Zum Glück reagierte diese Hausärztin sehr liebe- und verständnisvoll. Sie hörte sich die Sorgen und Nöte meiner Mutter genau an und überwies sie dann zu einer Psychotherapeutin. Mit ihr konnte meine Mutter erstmals ausführlich über alles sprechen, was sie seit so langer Zeit bedrückte. Und hier war es auch, wo meine Mutter das erste Mal von einer möglichen Depression meines Vaters hörte. Natürlich bemühte sich meine Mutter auch darum, meinen Vater zu bewegen, seinen Hausarzt aufzusuchen, doch er wollte partout nicht dorthin. Anfangs wiegelte mein Vater immer ab, es gebe gar keinen Grund, es sei doch alles in Ordnung. Als meine Mutter nicht lockerließ, behauptete er, er habe sich nun einen Termin geben lassen, dann und dann. Ob er wirklich zu seinem Arzt ging, konnte meine Mutter nicht kontrollieren. Sie verließ morgens um sieben Uhr das Haus und kam abends um fünf, halb sechs von der Arbeit zurück. Sie bekam also nicht mit, ob er den Arzttermin tatsächlich wahrnahm. Auf ihre Nachfrage hin erzählte ihr mein Vater, auch sein Arzt habe gemeint, es sei alles bestens. Aber nichts war bestens. Also marschierte meine Mutter irgendwann selbst zum Hausarzt meines Vaters. Ihr war schon klar, dass der ihr eigentlich keine Auskunft geben durfte, aber sie machte sich einfach zu große Sorgen, um es nicht zu probieren. Es war die Zeit, in der mein Vater mit seinen ersten düsteren Andeutungen begann. Sätze fielen wie: »Sterben finde ich nicht schlimm.« Oder: »Vor dem Tod habe ich keine Angst.« Dies alles berichtete meine Mutter dem Arzt und bat ihn darum, ihr nur zu sagen, ob mein Vater vor Kurzem bei ihm gewesen sei. Der Arzt verneinte. Mein Vater war nicht bei ihm gewesen. Und als er sich angehört hatte, was meine Mutter zu berichten hatte, meinte er, dass mein Vater ganz schnell eine Therapie brauche. Aber wie stellt man das an, wenn jemand keine Hilfe annehmen möchte? Der Arzt riet meiner Mutter, sie solle meinen Vater noch einmal zu ihm schicken, was sie dann auch versucht hat. Aber sie weiß bis heute nicht, ob mein Vater wirklich dort gewesen ist. Fakt ist, mein Vater ging nicht in Therapie, zumindest noch nicht zu diesem Zeitpunkt.

Dies ist für uns eines der größten Probleme gewesen. Bei uns als Familie manifestierte sich die Erkenntnis, dass mein Vater krank war und dringend Hilfe benötigte. Er selbst sah das aber überhaupt nicht so. Er empfand sich nicht als krank. Er wollte keine Therapie und keine Ärzte. Er wollte seine Ruhe. Die ersten Schritte in Richtung Heilung können aber nur von dem Kranken selbst ausgehen. Außenstehende können ohne den Willen des Patienten nicht viel ausrichten. Was soll man also tun?

Dr. Mazda Adli:

Bei der Depression handelt es sich um eine echte Erkrankung. Bei vielen psychischen Erkrankungen ist das oftmals für den Laien nicht deutlich genug. Viele Betroffene werfen sich diesen Zustand selbst vor und suchen die Ursache in sich selbst, im eigenen Verhalten. Deshalb ist es wichtig, möglichst schnell Klarheit darüber zu schaffen, dass es sich um eine Erkrankung handelt, eine Erkrankung, für die auch gute Behandlung verfügbar ist. Dabei ist es eine ganz große Hilfe, wenn Angehörige bemerken, dass mit dem Betroffenen etwas nicht stimmt, und versuchen, gemeinsam Hilfe zu organisieren. Betroffene entlastet es in der Regel sehr, wenn sie von ihrem Umfeld die Bestätigung hören, dass es sich um eine Erkrankung handelt. Im nächsten Schritt ist es wichtig, einen Arzt oder Psychologen aufzusuchen.

Natürlich ist es schwierig, wenn der Betroffene nicht bereit ist, Hilfe anzunehmen. Angehörige sollten in diesem Fall nicht aufhören, kontinuierlich dafür zu werben. Für viele Erkrankte ist es ein großer Schritt, überhaupt anzuerkennen, dass sie eine psychische Erkrankung haben und sie Hilfe brauchen. Menschen mit Depression werden leider noch immer stigmatisiert. Dieses Stigma ist für viele ein Hindernis auf dem Weg, sich psychische Beschwerden einzugestehen. Stattdessen wird diese Art der Beschwerden häufig als persönliche Schwäche oder als eigene Verfehlung ausgelegt. Für viele Menschen ist es ohnehin heute immer noch schwierig, über ihre Emotionen offen zu sprechen. Das ist in unserer Gesellschaft noch lange nicht gang und gäbe. Da hilft vor allem eins: beharrliche Aufklärung.

Meine Mutter hat ein einziges Mal versucht, meinen Vater zwangseinweisen zu lassen. Sie hatte in diesem Moment wahnsinnige Angst, dass er sich das Leben nehmen würde, dass er seine sich häufenden Andeutungen in diese Richtung wahrmachen würde. Erneut suchte sie daher ihre Hausärztin auf, um mit ihr zu besprechen, was sie tun könne. Die Ärztin erklärte, dass eine Zwangseinweisung nur dann möglich sei, wenn Gefahr für Leib und Leben bestände. Man brauche dafür einen richterlichen Beschluss, für den sie als Ärztin einen Richter finden müsse, der dieser Zwangseinweisung zustimmen würde. Sie machte meiner Mutter wenig Hoffnung, aber setzte alles in Bewegung. Es gab dann tatsächlich einen richterlichen Beschluss, aufgrund dessen ein Mitarbeiter vom Sozialpsychiatrischen Dienst zu uns nach Hause kam, um meinen Vater zu befragen:

»Herr Meierhenrich, stimmt es, dass Sie sich das Leben nehmen wollen?«

»Wie kommen Sie denn darauf? Nein«, antwortete mein Vater bestimmt.

»Oder wollen Sie jemand anderem etwas antun?«

»Nein.«

Und damit hatte sich die stationäre Einweisung meines Vaters erledigt. Alle Bemühungen meiner Mutter und der Ärztin waren umsonst geblieben. Was blieb, waren die furchtbaren Vorwürfe, die meine Mutter sich selbst wegen dieser Geschichte machte. Denn eines ist ganz klar: Leichtfertig geht niemand diesen Schritt und versucht, einen geliebten Menschen zwangseinweisen zu lassen. Hinzu kamen die Vorwürfe, die mein Vater ihr machte. Er war sehr böse und enttäuscht und meinte, er hätte ihr niemals zugetraut, dass sie ihm diese Leute auf den Hals hetzen würde. Er wurde richtig aggressiv. Auch Aggressionen können eine Folge von Depressionen sein.

Dr. Mazda Adli:

Die Zwangseinweisung ist nur dann ein Instrument, wenn akute Gefahr für Leib und Leben des Betroffenen oder anderer Personen besteht, die nur durch eine solche Maßnahme abgewendet werden kann.

Der Vorgang einer Zwangseinweisung ist genauestens gesetzlich geregelt. Ein Richter muss innerhalb vorgegebener Frist über eine gerichtliche Unterbringung entscheiden.

Zwangseinweisungen sind sicherlich kein geeignetes Mittel, um Zuversicht oder ein möglichst positives Verhältnis zu einer Erkrankung zu etablieren. Sie sind eine Notfallmaßnahme, vergleichbar mit einer Notoperation, das letzte Mittel. Natürlich kann eine Zwangseinweisung Leben retten. Wenn akute Suizidalität besteht und ein Suizidversuch droht, kann es sein, dass der Erkrankte eine beschützende Station und eine Rund-um-die-Uhr-Betreuung braucht. Zumindest so lange, wie sich der Betroffene nicht ausreichend sicher von Suizidgedanken distanzieren kann. Psychiater prüfen in diesen Fällen, wie absprachefähig jemand ist, der Suizidgedanken hat. Das ist ein Teil unserer fachärztlichen Kunst, die Absprachefähigkeit zu beurteilen. Wenn diese nicht gegeben ist, dann ist häufig eine stationäre Aufnahme oder sogar eine Eins-zu-eins-Betreuung nötig. Eine Zwangseinweisung käme nur dann infrage, wenn ein Patient mit Suizidabsicht sich auf keinerlei Absprachen oder eine stationäre Behandlung einlässt. Aber das kommt zum Glück selten vor.

Die meisten Patienten mit Depressionen können im Verlauf ihrer Krankheit die angebotene Hilfe gut annehmen. Manchmal braucht es einen etwas längeren Vorlauf und vertrauensbildende Maßnahmen, aber letztlich lassen sich die meisten Erkrankten helfen. Sie spüren dann auch in der Regel unmittelbar eine Entlastung. Das stimmt hoffnungsvoll. Es gibt eigentlich kaum einen Patienten, bei dem ich als Arzt nicht den Anfang eines Fadens finde, um ihr oder ihm zu helfen. Natürlich gibt es schwerere Krankheitsverläufe, aber auch dann kann man helfen. So sehr Depressionen auch für negative Gefühle bei den Betroffenen sorgen, so wenig ist hier therapeutischer Nihilismus angezeigt. Dafür haben wir doch genügend Möglichkeiten, um Depressionen gut zu behandeln.

Auch mir hat mein Vater im Verlauf seiner Krankheit immer wieder Dinge gesagt, die mich sehr getroffen und verletzt haben und die ich hier nicht wiederholen möchte. In diesen Momenten redete ich mir ein: Das ist nicht dein Vater, das ist die Krankheit, die da spricht. Es ist nicht die Person, die dich großgezogen hat, sondern die Krankheit, die von ihm Besitz ergriffen hat. Dein Vater würde das nicht sagen. Diese Methode hat mir geholfen. Nicht immer, aber oft. Ich wusste ja, dass er eigentlich komplett anders war.

Diese Krankheit hat mir meinen Vater gestohlen. Das, was ihn ausgemacht hat, der Mensch, der uns großgezogen hat, dieser Familienmensch, der war zum Schluss nicht mehr existent.

»An dem Tag, an dem wir aus unserem Haus auszogen, war kein Mensch auf der Straße.«

»Stimmt, nicht ein Nachbar war zu sehen.«

GESELLSCHAFTLICHES ABSEITS

Was auch noch mit dem Konkurs unseres Familienunternehmens einherging, war das soziale Abseits. Die Stadt, in der wir wohnten und in der meine Mutter bis heute lebt, ist eine typische nordrhein-westfälische Kleinstadt. Stellst du wirtschaftlich etwas dar, zeigen die anderen Respekt. Hast du was, bist du was – ganz simpel. Früher gingen Nachbarn und Freunde in unserem Haus ein und aus. Wir hatten immer eine offene Tür. Tagsüber saß meine Mutter oft mit ihren Freundinnen aus der Nachbarschaft bei uns zusammen, sie tranken Kaffee und aßen Kuchen. Da mussten keine langen Verabredungen getroffen werden; es wurde geklingelt, und wenn meine Mutter zu Hause war, wurde kurzerhand der Kaffee aufgesetzt. Und auch wir Kinder brachten jeden Tag Freunde mit nach Hause. Bei uns war ständig etwas los. Doch als es mit der Firma meines Vaters bergab ging, verschwanden plötzlich mehr und mehr sogenannte Freunde von der Bildfläche. Als wir aus unserem schönen Haus auszogen und der Möbelwagen vor der Tür stand, war nicht einer unserer Nachbarn zu sehen, kein Mensch war auf der Straße, niemand sprach mit uns. Eine einzige Nachbarin brachte einen Kuchen. Dabei hätten uns allen ein paar tröstende Worte so gutgetan. Die Einzigen, die bei unserem Umzug tatkräftig mit Hand anlegten, waren die Freunde von uns Kindern. Die soziale Ausgrenzung war eine heftige und bittere Erfahrung, vor allem für meine Eltern.

Auch später, als es meinem Vater zunehmend schlechter ging, wurde meine Mutter nie angesprochen, wie es denn ihr oder meinem Vater gehe und ob die beiden vielleicht Hilfe benötigten. Im Gegenteil. Mehr als einmal hatte meine Mutter den Verdacht, dass hinter ihrem Rücken geredet wurde. Wenn sie auf den Markt ging und dem einen oder anderen bekannten Gesicht begegnete, steckten die Leute ihre Köpfe noch ein wenig enger zusammen, wenn sie vorbeigegangen war. Ein schreckliches Gefühl, das sie nicht so einfach abschütteln konnte. »Ich hätte mir in diesen Fällen ein direktes Wort gewünscht. Damit wäre ich besser klargekommen.«

Eine große Hilfe für meine Mutter war in diesen Jahren ihre Arbeit. Ihr Job im Kindergarten hielt die Familie finanziell über Wasser. Das war das eine. Das andere war aber sicherlich noch wichtiger: Ich denke, die Kinder haben sie gerettet. Wer weiß, was passiert wäre, wenn sie diesen Ausgleich nicht gehabt hätte? Kinder holen dich aus deinen privaten Problemen heraus. Kindern ist es egal, ob du schlecht geschlafen hast oder ob du traurig bist. Sie brauchen dich ganz und gar. Das war für meine Mutter sicher regelrecht heilsam. Allerdings zeigte sich auch in diesem beruflichen Rahmen, wie sehr unsere Gesellschaft darauf ausgerichtet ist, zu »funktionieren«. Kam meine Mutter mal wieder komplett fertig und verzweifelt zur Arbeit, hörte sie von den Kollegen schon mal Sätze wie: »Du musst die Situation zu Hause endlich in den Griff kriegen, wir brauchen dich hier zu 100 Prozent …« Ich hätte mir an dieser Stelle einfach ein bisschen mehr Empathie gewünscht!

Mein Vater bekam das gesellschaftliche Abseits weniger zu spüren. Einerseits natürlich, weil er sich von sich aus immer weiter zurückzog, und andererseits, weil er sowieso nie der Typ gewesen war, der viel ausging. Als wir Kinder noch klein waren, ging meine Mutter öfters auch mal ohne ihn aus. Wurden meine Eltern gemeinsam eingeladen und fanden keinen Babysitter, ließ er sie großzügig allein losziehen und blieb selbst lieber bei uns Kindern. Ihm war das ganz recht. Er brauchte keine Essen, keine Partys, keinen Smalltalk. Er war gern zu Hause. Natürlich kam es vor, dass meine Mutter ihn bei bestimmten Einladungen dabeihaben wollte. Dann ließ er sich auch überreden. Er machte das dann für sie. Später, als die Depression langsam von ihm Besitz ergriff, kam es schon mal vor, dass er um 20 Uhr mit ihr zu solchen Einladungen ging und um 20:30 Uhr heimlich wieder verschwand. Weg. Futsch. Einfach gegangen. Wenn meine Mutter dann nach ihm fragte, wusste immer irgendwer, dass er schon gegangen war. Niemand machte sich darüber groß Gedanken. So war er halt. Im Rückblick würde meine Mutter auch das heute anders machen. Heute würde sie in solch einer Situation sagen, dass das kein normales Verhalten ist, dass mein Vater krank ist, dass er Hilfe braucht. Damals hat sie nur mit ein paar ganz engen Freunden über meinen Vater geredet. Diese Freunde sind ihr bis heute geblieben. Sie sind allerdings an einer Hand abzuzählen.

Ein positives Beispiel möchte ich aber auch erwähnen. Einer meiner Brüder ging zum Zeitpunkt des Firmenkonkurses auf eine Privatschule, die natürlich von meinen Eltern urplötzlich nicht mehr bezahlt werden konnte. Als meine Mutter meinen Bruder kurz vor seinem Abitur von der Schule abmelden wollte, kam der Schulleiter auf meine Mutter zu und sagte: »Wissen Sie was, Frau Meierhenrich, wir verkaufen hier keine Ware, wir arbeiten hier mit Menschen. Und wenn Sie das Schulgeld gerade nicht bezahlen können, dann ist das eben so. Ihr Sohn bleibt auf dieser Schule und macht hier sein Abitur. Wenn Sie das irgendwann wieder bezahlen können, können Sie die ausstehende Summe ja in Raten abstottern.« Und genauso wurde es gemacht. Mein Bruder konnte seine Schulzeit gemeinsam mit seinen Freunden beenden, und meine Mutter zahlte das Schulgeld in Raten ab – bis auf den letzten Cent. Dafür ist sie dem Schuldirektor bis heute dankbar.

»Mama, wann hast du dir überhaupt das erste Mal Hilfe geholt?«

»Ich weiß gar nicht,
wie viele Jahre das gedauert hat.
Da war es schon ziemlich schlimm.«

»Also, dir ging es da schon richtig schlecht.«

WER KANN UNS HELFEN?

Für meine Mutter und mich gibt es einen Grund, unsere Familiengeschichte hier niederzuschreiben, schwarz auf weiß unsere Erfahrungen mit der Krankheit Depression zwischen zwei Buchdeckel zu pressen und uns ein Stück weit auch angreifbar zu machen. Wir wollen anderen Betroffenen zeigen, dass sie nicht allein sind mit ihrem Schicksal. Wir wollen diese Krankheit aus ihrer Tabuzone holen und endlich offen darüber reden. Es ist keine Schande, an Depressionen zu erkranken, und es ist auch nicht damit geholfen, Erkrankten zu raten, sie sollen sich doch einfach mal ein bisschen zusammenreißen. Depressionen sind eine ernst zu nehmende Krankheit, die einer möglichst frühzeitigen Diagnose und einer tief greifenden Therapie durch Fachärzte bedarf. Wenn auch nur ein Betroffener oder Angehöriger eines Betroffenen nach der Lektüre dieses Buches Initiative ergreift und sich an eine der vielen Anlaufstellen wendet, die es zum Glück heute gibt, dann hat dieses Buch, dann haben wir unser Ziel erreicht. Wir wissen nämlich aus eigener Erfahrung, wie quälend lang die Zeit sein kann, bis man Hilfe bekommt.

Meine Mutter wurde damals allein gelassen mit ihrem Problem. Sie wusste nicht, an wen sie sich wenden konnte. Wo kann man sich informieren? Wo bekommt man Hilfe? In ihrer Verzweiflung sah sie sogar in den Gelben Seiten nach. Heute ist quasi jede Information im Internet nur einen Klick weit entfernt, aber es gab Zeiten, da suchte man Adressen und Telefonnummern noch in Telefonbüchern und eben den Gelben Seiten, dem gelben Branchenbuch für Deutschland. Worüber wir heute schmunzeln müssen, das erschien meiner Mutter noch vor zwei Jahrzehnten als rettender Strohhalm. Meine Mutter tat eine Beratungsstelle der Caritas auf, eigentlich eine Sucht- und Drogenberatungsstelle, doch das war ihr egal. Sie wandte sich dorthin mit dem bloßen Verdacht, dass ihr Mann krank sein könnte. »Ich habe nur diesen Verdacht, nichts weiter. Aber ich brauche Hilfe! Wer kann mir helfen?« Die Frau, die sich mit meiner Mutter und unserem Familienproblem auseinandersetzte, war wirklich sehr nett. Sie unterhielt sich lange mit meiner Mutter, nahm sich Zeit für mehrere Termine, konnte aber im Endeffekt nicht richtig weiterhelfen. Sie riet meiner Mutter, einen Facharzt für Psychiatrie zu suchen und meinen Vater dazu zu überreden, dorthin zu gehen. Für den Notfall gab die Frau von der Caritas meiner Mutter noch eine Rufnummer mit, die 24 Stunden am Tag besetzt war. Das war die Notfallnummer der Psychiatrie in Telgte. Und tatsächlich sollte meine Mutter diese Nummer wenig später brauchen.

Mein Vater hatte sich in seinem Arbeitszimmer eingeschlossen und ließ sich nicht bewegen herauszukommen. Je länger es dauerte, umso größer wurde die Angst meiner Mutter, jetzt könnte es so weit sein, jetzt könnte sich mein Vater etwas antun. Mitten in der Nacht rief sie die Notfallnummer in Telgte an, und tatsächlich ging auch jemand ans Telefon. Die Frau am anderen Ende der Leitung meinte zu meiner Mutter, sie solle einfach immer weiter mit meinem Vater sprechen und ihn am nächsten Morgen dazu bringen, mit ihr zum Arzt zu gehen. Das half meiner Mutter nicht wirklich weiter. Weder in der Nacht noch am nächsten Morgen. Natürlich setzte sie sich die ganze Nacht vor die Tür und redete durch diese hindurch auf meinen Vater ein – heraus kam er nicht. Und natürlich ging er am nächsten Tag auch nicht mit ihr zum Arzt. Sie erinnert sich, dass mein Vater ihr später sagte:

»Meine Güte, du musst doch keine Angst um mich haben.«

»Habe ich aber.«

Das war ungefähr der Zeitpunkt, an dem meine Mutter zu ihrer Hausärztin ging, erstmals ihr Herz ausschüttete und zu der Psychotherapeutin überwiesen wurde, die sie von da an regelmäßig aufsuchte. Diese Therapeutin hörte sich die Schilderungen meiner Mutter an und sprach als Erste das Wort Depression aus. Sie gab meiner Mutter einige Literaturtipps, sodass sie sich nun auch weitergehend informieren konnte. Endlich hatte ihr Verdacht einen Namen. Im Fall meines Vaters ist viel zu viel Zeit verstrichen, bevor wir erkannt haben, dass er krank ist. Jahrelang haben wir die ersten Anzeichen einer Depression nicht als solche erkannt, haben die Veränderungen meines Vaters auf den beruflichen Misserfolg geschoben und uns vorgemacht, irgendwann würde alles wieder so wie früher werden. Vor allem meiner Mutter ist es zu verdanken, dass wir überhaupt irgendwann von einer Krankheit namens Depressionen hörten und diese dann auch meinem Vater zuordnen konnten. Meine Mutter war diejenige, die als Erste begriff, dass mein Vater Hilfe von außen benötigte, und sie war auch diejenige, die als Erste die beiden Hausärzte der Familie zurate zog. Hausärzte sind sicher häufig die ersten Mediziner, die mit dem Verdacht auf eine Depression kontaktiert werden. Ihnen kommt eine ganz wichtige Rolle bei der Erkennung dieser Krankheit zu.

Dr. Mazda Adli:

80 Prozent der Patienten mit Depressionen werden heute vom Hausarzt behandelt und werden erst gar nicht weiter zu einem psychiatrischen Facharzt überwiesen. Denn eine leichte Depression kann in aller

Regel hausärztlich versorgt werden. Die hausärztliche Kompetenz im Umgang mit depressiven Erkrankungen hat gerade in den letzten zehn, 15 Jahren sehr zugenommen. Wichtig ist, für einen engen Kontakt zwischen hausärztlichen Praxen und Psychiatern zu sorgen, sodass ein Patient mit Depression ohne Zeitverlust überwiesen werden kann, wenn die Depression schwerer ausgeprägt ist oder etwas komplizierter verläuft. Außerdem sollte das Thema psychische Erkrankungen, insbesondere das Thema Depressionen, sehr viel früher im Medizinstudium verankert werden, um der Bedeutung der Depression als Volkskrankheit gerecht zu werden. Und auch in der kontinuierlichen Fort- und Weiterbildung von Hausärzten muss das Thema Depression eine permanente Rolle spielen. Wichtig: Auch der Verlauf anderer Krankheiten, von Diabetes bis Krebs oder Infektionskrankheiten, wird durch eine zusätzlich bestehende Depression verschlechtert.

Früher sprach kein Mensch über Depressionen. Als meine Mutter noch jünger war, da gab es diese Krankheit in der öffentlichen Wahrnehmung gar nicht. Wenn es jemandem psychisch schlecht ging, dann hieß es einfach, derjenige sei schlecht drauf. Das implizierte stets, dass das eine Phase sei, die wieder vorbeigehe. Aber Depressionen sind keine Phase, in der man sich gerade einmal hängen lässt und sein Leben nicht in den Griff bekommt. Inzwischen ist hinlänglich erwiesen, dass Depressionen durch bestimmte Botenstoffe im Gehirn beeinflusst werden. Da sind chemische Prozesse ursächlich, die man selbst gar nicht beeinflussen kann. Niemand muss sich also schämen, an Depressionen zu erkranken. Das ist keine Schwäche, sondern eine Krankheit wie andere schwerwiegende Krankheiten auch.

Dr. Mazda Adli:

Die Abwesenheit von Emotionen, die typisch ist für eine Depression, spielt sich im Gehirn ab und natürlich sucht man dort nach den biochemischen Ursachen. Man muss aber sagen, dass es über diese biologischen Grundlagen bis heute nur modellhafte Vorstellungen gibt, dass noch immer nicht ausreichend sicheres Wissen über die Entstehung von Depressionen existiert. So hat man bislang auch noch kein Medikament entwickeln können, das direkt an dieser biologischen Wurzel wirkt. Man weiß, dass das Stresshormonsystem, das in der Ausschüttung des Hormons Cortisol aus der Nebennierenrinde mündet, eine zentrale Rolle spielt. Dieses System korreliert mit entscheidenden Arealen im Gehirn, vor allen Dingen solchen, die für die Emotionsverarbeitung zuständig sind, aber auch solchen, die für kognitive Prozesse verantwortlich sind, wie zum Beispiel sich konzentrieren oder sich an etwas erinnern können. Dort sind diese ganzen Areale mit Nervenfasern und Synapsen versehen, und an diesen Synapsen spielen sich die Veränderungen ab. Was sich hinter der Synapse, also in der Nervenzelle abspielt, lässt sich ganz schwer nachmessen. In bestimmten Bereichen des Gehirns kommt es zu einer verminderten Verschaltung von Nervenzellen und zu einer veränderten Signalweitergabe. In der Folge davon verändert sich auch die nachgeschaltete Signalkette, die sogenannten Second Messenger, die das Signal ins Zellinnere leiten. Auch diese Second Messenger werden schwächer.

Neben der hormonellen Seite gibt es auch genetische Einflüsse auf unser Depressionsrisiko. Ein ganz bekanntes Gen, das für den Serotonintransport in der Synapse zuständig ist, ist bei manchen Menschen weniger aktiv, weil es einfach kürzer ist. Dadurch wird ein bestimmtes Molekül, das dafür sorgt, dass Serotonin aus der Synapse wieder aufgesogen wird und in die vorgeschaltete Zelle zurücktransportiert wird, nicht in ausreichendem Maße in Auftrag gegeben. Der Botenstoff Serotonin ist für unsere Emotionen sehr wichtig. In dem beschriebenen Fall finden wir ein erhöhtes Depressionsrisiko bei Menschen, die eine traumatisierende Vorgeschichte haben. An der Stelle wirken Gene und individuelle Erfahrungen zusammen. Es gibt aber noch viele weitere hormonelle, genetische und chemische Korrelate.

Meine Mutter und ich sind überzeugt, je frühzeitiger Hilfe bei einer Depressionserkrankung geleistet wird, desto besser stehen die Chancen, die Dämonen dieser Krankheit zurückdrängen zu können. Bei meinem Vater hat es vielleicht zu lang gedauert. Er war damals schon so schwer depressiv, dass er nur noch diese Todessehnsucht hatte. Er wollte sich gar nicht mehr helfen lassen, er lehnte jegliche Therapie ab. Kommt die Hilfe aber frühzeitiger, stehen die Chancen nicht schlecht, ins Leben zurückzufinden. Vielleicht können wir einen kleinen Beitrag dazu leisten, die Anfänge dieser Krankheit schneller zu erkennen.

Mit meinem heutigen Wissen bin ich unglaublich sensibilisiert, was das Thema Depression betrifft. Im letzten Jahr gab es in meinem Freundeskreis eine Situation, in der ich sofort den Verdacht hegte, dass eine bestimmte

Person zumindest Gefahr lief, in eine Depression zu rutschen. Ich habe dafür inzwischen regelrecht Antennen entwickelt. Ich ging offensiv auf diese Person zu, äußerte meinen Verdacht und fragte, ob sie vielleicht reden wolle. »Du sprichst mit jemandem, der sich wirklich mit dieser Krankheit auskennt. Ich war selbst mal an dem Punkt. Kann es sein, dass du auch gerade an genau diesem Punkt bist?« Die Person offenbarte sich mir tatsächlich und ich konnte ihr einige Möglichkeiten aufzeigen, wo sie sich Hilfe holen konnte, bevor es schlimmer wurde. Es ist unglaublich wichtig, über diese Krankheit zu sprechen. Inzwischen kommt es häufig vor, dass ich auf dieses Thema, diese Krankheit angesprochen werde, auch manches Mal von Kollegen. Dadurch, dass meine Geschichte öffentlich ist, erhoffen sie sich eine sachkundige Ansprechpartnerin oder einfach auch nur eine Vertraute. »Du warst doch auch mal in diesem Tief. Wie bist du denn da wieder herausgekommen? Hast du mit jemandem gesprochen?« Menschen, die eigentlich immer ihr Gesicht wahren und nach außen funktionieren müssen, trauen sich, mit mir offen zu reden, sich mit mir auszutauschen. »Stimmt das? Ich habe das gelesen bei dir. Mir ging es ähnlich.« Allein dadurch, dass ich irgendwann anfing, darüber zu sprechen – wenn auch anfangs nicht freiwillig, aber dazu später. Dieses Enttabuisieren ist so wichtig. Dieser Austausch ist so wichtig. Was hat dir geholfen? Was hat mir geholfen? Niemand sollte sich schämen, über seine Erfahrungen mit dieser Krankheit zu reden. Nur so lassen sich die einzelnen Hilfsangebote eruieren. Und das gilt für alle Krankheiten – Austausch hilft uns unwahrscheinlich.

Und es gibt ja Hilfe. Man kann Glück haben, dass man bei einem guten Hausarzt in Obhut ist, der einen wachen Geist hat und die Zeichen einer Depression frühzeitig erkennt. Wenn man an sich selbst Anzeichen erkennt, sollte man Beratungsangebote wie beispielsweise die der Deutschen Depressionshilfe in Anspruch nehmen. Auf jeden Fall sollte man mit irgendjemandem das Gespräch suchen, sich Hilfe holen. Niemand muss und sollte allein bleiben mit dieser Krankheit. Für Angehörige ist es meiner Meinung nach wichtig, offensiv die Person mit dem eigenen Verdacht zu konfrontieren, natürlich auf eine sensible Art und Weise. »Sag mal, kann es sein, dass …?« Und wenn derjenige nicht offen ist für das Gesprächsangebot, sollte man sich auch als Angehöriger zeitnah Hilfe holen. Keiner muss das alleine durchstehen, weil es all diese Angebote gibt, die man auch bitte, bitte wahrnehmen sollte. Es ist nämlich Fakt, dass es häufig mehrere Monate dauert, bis man eine ambulante Therapie bei einem Psychotherapeuten beginnen kann. Für Betroffene ist das der blanke Horror. Wie kann es sein, dass jemand, der vielleicht akut selbstmordgefährdet ist, ein halbes Jahr auf einen Termin beim Psychotherapeuten warten muss? Jemand, der in so einem Tief steckt, der kann nicht ein paar Monate warten. Es kostet viel Mut und Kraft, sich aufzuraffen und zu sagen, ich versuche jetzt, mir Hilfe zu holen. Wenn dann die Antwort ist: »In fünf Monaten können Sie gerne vorbeikommen«, dann ist derjenige doch raus. Der schafft das in fünf Monaten vermutlich nicht noch mal, sich auf den Weg zum Therapeuten zu machen. Deshalb ist diese erste Soforthilfe so wichtig. Mittlerweile gibt es auch gute, ausgereifte Online- und Telefonhilfsangebote, die als erster Rettungsanker dienen können, wenn noch kein Therapieplatz in Sicht ist. Einige davon finden sich am Ende dieses Buches. Es sollten außerdem mehr Langzeittherapieplätze geschaffen werden. Auch daran mangelt es nach wie vor. Da muss meiner Meinung nach noch viel getan werden. Unser gesamtes Gesundheitssystem ist hier gefragt.

Neben der psychotherapeutischen Behandlung gibt es heute auch gute Möglichkeiten, Depressionen medikamentös zu behandeln. Da die Krankheit auf chemischen Prozessen im Körper basiert, lassen sich durch bestimmte Medikamente gute Erfolge erzielen. Es heißt dann oftmals, dass die Erkrankten »medikamentös eingestellt werden«. Das bedeutet nichts anderes, als dass verschiedene Wirkstoffe in unterschiedlichen Dosen so lange ausprobiert werden, bis der Depressive endlich wieder Licht am Ende des Tunnels erkennen kann. Oftmals ist es wichtig, durch Tabletten erst einmal wieder aus dem tiefen Stimmungstal herausgeholt zu werden, um danach eine Therapie beginnen zu können. Bereit dafür zu sein. Wenn man in so einem Tief steckt, dann lässt man sich nämlich oftmals nicht helfen. Das haben wir an meinem Vater sehen können. Er hat zeitweise auch Tabletten verschrieben bekommen, aber er hat sie gehasst. Oder besser: Er hat die Nebenwirkungen gehasst. Er war nicht geduldig genug, die zeitraubende medikamentöse Einstellung abzuwarten, bis er nur noch möglichst wenige Nebenwirkungen auszuhalten hätte. Er hat die Tabletten einfach vorzeitig abgesetzt.

Dr. Mazda Adli:

Für die Behandlung mit Psychopharmaka muss man in besonderer Weise bei den Patienten werben, wenn diese Form der Behandlung ansteht. Denn es bestehen – unnötigerweise – viele Vorbehalte und Vorurteile, viele Befürchtungen und Ängste. Wichtig ist zu wissen, dass Antidepressiva weder abhängig machen noch die Persönlichkeit verändern. Es handelt sich auch nicht um »Happy Pills«, die einfach bloß glücklich machen. Antidepressiva greifen in den Botenstoffmechanismus ein, der bei der Depression als verändert angesehen werden kann. Dort regulieren sie die Botenstoffübertragung. Hier liegt zwar nicht die eigentliche Wurzel, an der die Depression entsteht, aber es ist eine Möglichkeit, um von außen mit entsprechenden Medikamenten einzuwirken und damit einen antidepressiven Effekt zu bewirken. Viele Menschen tun sich mit einer Psychopharmakabehandlung sehr viel schwerer als zum Beispiel mit der Einnahme eines Blutdruckmedikamentes. Als Arzt muss ich daher viel Zeit und Sorgfalt darauf verwenden, über die Wirkweise von Antidepressiva aufzuklären und auch Ängste zu nehmen.

»Als Papa seine Therapie begann, hat er da eigentlich eingesehen, dass er krank ist? Ich hatte immer das Gefühl, er macht das ausschließlich für dich …«

»Das hat er mir sogar gesagt: Ich mache das nur, weil du das so willst.«

THERAPIEWEGE

Es hat eine kleine Ewigkeit gedauert, bis mein Vater sich mit seinen Problemen das erste Mal an einen Arzt bzw. eine Ärztin wandte. Ich denke schon, dass er über die Jahre selbst gemerkt haben muss, dass etwas mit ihm nicht stimmte, aber es war ihm offensichtlich nicht so wichtig. Er wäre vermutlich nie zu einem Arzt gegangen, wenn meine Mutter nicht gewesen wäre. Sie hat niemals aufgehört, ihn zu »bearbeiten«. Sie ließ ihm keine Ruhe und setzte alles daran, ihn aus seinem Schneckenhaus herauszulocken. Sie bettelte, weinte, drohte – und das über Jahre. Irgendwann ging er dann tatsächlich mit ihr zu ihrer Hausärztin. Wir bekommen die Zeitabläufe nicht mehr ganz geklärt, aber wenn wir davon ausgehen, dass meine Mutter 1995 erstmals ahnte, dass mein Vater krank ist und aus eigener Kraft nicht mehr aus seinem Zustand herauskommt, dann dauerte es noch einmal sieben, vielleicht acht Jahre bis zu diesem ersten Besuch bei der Hausärztin meiner Mutter. Diese überwies meinen Vater dann direkt zu einem Psychiater, jemandem, den sie kannte und bei dem man auch schnell einen Termin bekam.

Dr. Mazda Adli:

Fast 20 Wochen dauert es im bundesdeutschen Durchschnitt, bevor es zum Therapiebeginn kommt, was äußerst besorgniserregend ist. Vor allem, wenn die empfohlene Behandlung bestimmter Krankheiten Psychotherapie vorsieht – und zwar nicht erst nach einem halben Jahr. Das Problem besteht darin, dass nicht in ausreichender Zahl gesetzlich niedergelassene ärztliche Psychotherapeuten vorhanden sind. Der Bedarf nach Psychotherapie ist in den letzten Jahren enorm gestiegen. Das hat damit zu tun, dass psychische Erkrankungen viel häufiger erkannt werden und die Patienten dementsprechend häufiger einer Psychotherapie zugeführt werden. Und auch die Bedeutung von Psychotherapie hat in der Behandlung vieler Erkrankungen zugenommen. Das reflektiert den modernen Stand der Forschung. Die Anzahl der gesetzlich niedergelassenen Psychotherapeuten wurde aber vor etlichen Jahren festgestellt, eingefroren und als Status quo gesetzt. Sie gilt bis heute. Das Resultat ist eine totale Unterversorgung.

Der Gesetzgeber hat zwar vorgeschrieben, dass ein psychotherapeutisches Erstgespräch innerhalb von vier Wochen stattzufinden hat und dass niedergelassene Psychotherapeuten stets Termine für diese Erstgespräche freizuhalten haben. Aber das Erstgespräch ist ja lange noch nicht die Psychotherapie. In den allermeisten Erstgesprächen wird bestätigt, dass ein Bedarf an Psychotherapie vorliegt – und damit beginnt die Wartezeit. Das Erstgespräch hilft in diesem Fall nicht, mehr Psychotherapie verfügbar zu machen. Das ist in der Tat ein großer Missstand.

Bislang war es so, dass die Möglichkeit bestand, auf privat niedergelassene Psychotherapeuten zurückzugreifen und sich die Kosten erstatten zu lassen, wenn kein Platz auf dem gesetzlichen Sektor in vertretbarer Zeit zu finden war. Seitdem es aber die Erstgesprächsregelung gibt, werden solche Kostenerstattungsverfahren kaum mehr bewilligt, weil die Krankenkassen offenbar davon ausgehen, dass die gesetzliche Regelung schon dafür sorgt, dass innerhalb eines Monats ein gesetzlich niedergelassener Therapeut zu finden ist.

Mein Vater bekam also einen Termin bei einem Psychiater aus dem Nachbarort und fuhr gemeinsam mit meiner Mutter dorthin. Zum ersten Mal, seit seine Probleme begonnen hatten, suchte er an diesem Tag einen Facharzt auf. Dieser Arzt bestätigte die bereits aus der Ferne gestellte Diagnose Depression und erklärte meinem Vater, dass sein Gemütszustand nicht so bleiben müsse, dass eine Depression behandelbar sei und dass mein Vater eine Therapie machen könne. Er verschrieb ihm Medikamente und riet ihm zu einer stationären Therapie. Aber eine stationäre Aufnahme kam für meinen Vater absolut nicht infrage. Das Einzige, das er sich vorstellen konnte, war eine ambulante Therapie, bei der er die Nächte zu Hause verbringen konnte. Zu mehr war mein Vater nicht zu bewegen. Aber immerhin. Der Arzt bemühte sich um einen ambulanten Therapieplatz, und einige Zeit später begann mein Vater seine erste Therapie in Gütersloh.

Jeden Morgen setzte er sich in den Zug und fuhr Richtung Gütersloh. Obwohl das eine Phase war, in der es meinem Vater schon sehr schlecht ging, stellte es für ihn kein Problem dar, allein mit der Bahn zu seiner Therapie zu fahren. Die Bahnverbindung war unproblematisch und so gab es kein Argument, weshalb er diese Strecke nicht allein bewältigen sollte. Bevor er sich morgens auf den Weg machte, sagte er meiner Mutter oft Dinge wie: »Mach dir keine Sorgen, Helga. Du musst dir keine Sorgen um mich machen.« Wenn meine Mutter nachhakte, worüber sie sich keine Sorgen zu machen brauche, antwortete er: »Du musst dir keine Sorgen um mich machen, ich habe auch frische Sachen angezogen …« Es waren perfide Andeutungen, dass sie sich nicht schämen müsste, wenn er irgendwo tot aufgefunden würde. Meine Mutter versetzte jede dieser Andeutungen in akute Alarmbereitschaft. Sie rief nicht nur einmal panisch in Gütersloh an, um zu erfragen, ob mein Vater auch tatsächlich vor Ort angekommen sei. Erst wenn sie die Nachricht erhalten hatte, dass er tatsächlich dort eingetroffen war, konnte sie arbeiten gehen. Emotional war diese Zeit für sie ein absoluter Ausnahmezustand. Die latenten Suizidandrohungen meines Vaters zermürbten meine Mutter. Zwar hatte sie in dieser Zeit Unterstützung durch ihre Therapeutin, mit der sie glücklicherweise über diese Dinge reden konnte, aber trotz allem hinterließen die andauernde Angst und die eigene Hilflosigkeit ihre Spuren. Sie fragte sich immer wieder, was sie tun könne. »Was kann ich machen, wenn er sein Leben beenden will?« In den gemeinsamen Gesprächen versuchte die Psychotherapeutin meiner Mutter den Druck zu nehmen.

»Frau Meierhenrich, Sie können da nichts machen. Wenn er das machen will, dann macht er das.«

»Aber das geht doch nicht!«

Meine Mutter konnte das nicht begreifen und wollte es noch weniger akzeptieren. Sie wollte den Mann, den sie bereits mit 16 Jahren beim Schwimmen kennengelernt hatte, der ihre große Liebe war und mit dem sie vier Kinder hatte, nicht aufgeben.

Vor der ambulanten Therapie war mein Vater ein paar Mal zu einer Art Gesprächskreis gegangen, der wöchentlich ganz in der Nähe unseres Hauses stattfand. Das war ein unverbindliches Angebot, das man nutzen konnte, wenn man wollte. Ein Austausch unter Menschen mit ähnlichen Problemen. Das war ein Tipp der Therapeutin meiner Mutter gewesen. Schon hier deutete sich immer wieder die latente Todessehnsucht meines Vaters an. Erzählte er nach einem dieser Treffen, dass einer der Teilnehmer nicht da gewesen sei, vermutete meine Mutter zunächst, dass derjenige wohl etwas anderes vorgehabt hätte. In der nächsten Woche kam mein Vater dann aber mit der Nachricht nach Hause: »Du, der ist tot.« Und als wäre das nicht schon schockierend genug, betonte mein Vater dann auch noch, wie schön das für diesen Menschen sein müsse. Endlich tot … Einmal stand in der Zeitung, dass jemand auf einen Hochsitz gestiegen und dort einfach sitzen geblieben war, bis sein Tod eingetreten war. Diesen Artikel schnitt mein Vater aus und zeigte ihn meiner Mutter mit den Worten: »Diesen Menschen bewundere ich!« An diesen ewigen Andeutungen gehst du kaputt. Das macht dich verrückt. Meine Mutter schrie ihn an: »Du machst das nicht. Du hast doch deine Kinder. Es sind doch alle da. Keiner hat sich von dir abgewendet. Diese verdammte Firma ist uns allen doch völlig egal. Wir können doch auch so weiterleben.« Doch das hat ihn gar nicht mehr wirklich interessiert, ihre Worte haben ihn gar nicht mehr erreicht.

Mehrere Wochen fuhr mein Vater also jeden Tag in diese ambulante Einrichtung und machte seine Therapien – Gesprächstherapien in Einzel- und Gruppengesprächen, Beschäftigungstherapien, alles Mögliche. Jeweils freitags durften die Angehörigen zu Besuch kommen und gemeinsam mit den Patienten Kaffee trinken und ein wenig Zeit verbringen. Das war ebenfalls Teil der Therapie. Meine Mutter nahm diese Besuchsmöglichkeit auch regelmäßig wahr. Sie besuchte meinen Vater und nahm an Gesprächen mit der Leitung der Einrichtung und mit den Therapeuten teil. Nach acht oder vielleicht auch zehn Wochen wurde meine Mutter erstmals von einer dort arbeitenden Psychologin direkt auf ihr eigenes Befinden angesprochen.

»Sagen Sie mal, wie geht es Ihnen eigentlich?«

»Wollen Sie die Wahrheit hören oder das, was alle hören wollen?«

»Ich möchte schon wissen, wie es Ihnen geht.«

»Furchtbar«, sagte sie da, »mir geht es einfach furchtbar.«

Meine Mutter war damals regelrecht ausgezehrt. Salopp würde man sagen, sie ging auf dem Zahnfleisch. Die Psychologin drückte es folgendermaßen aus: »Sie sehen aus wie eine Leiche.« Also fragte sie meine Mutter, was sie am liebsten tun würde. Und meine Mutter sagte nur: »Weglaufen!« Es entspann sich ein langes Gespräch, in dem meine Mutter gefragt wurde, warum sie denn nicht einfach gehe. Aber darüber hatte sie nie wirklich nachgedacht, das hatte sie nie wirklich in Erwägung gezogen. »Das geht doch nicht. Ich kann doch nicht einfach weglaufen.« Jeder erwartete, dass sie blieb. Nur mit ihr hätte mein Vater überhaupt eine Chance, wieder gesund zu werden. Oder etwa nicht? Die Psychologin erklärte ihr, dass mein Vater nur wieder gesund werde, wenn er das selbst wolle. Er werde nicht gesund werden, nur weil sie bei ihm bleibe. Es war das erste Mal, dass irgendjemand meiner Mutter sagte, dass sie nicht zwingend bei ihrem Mann bleiben musste. Und dass er nicht gesund würde, nur weil sie bei ihm blieb. »Wenn Sie weglaufen wollen, dann laufen Sie weg!« Bleiben und dabei selbst zugrunde gehen sei vermutlich nicht die richtige Wahl.

Meine Mutter beschreibt mir diesen Moment, dieses intensive Gespräch mit der Psychotherapeutin, als absoluten Wendepunkt für ihr weiteres Leben. Da sagte ihr plötzlich jemand, dass sie diese unerträglich quälende Situation, die Krankheit ihres Mannes und all die Veränderungen, die damit einhergingen, nicht zwingend aushalten müsse. Und dass es niemandem helfe. Und das, obwohl sie einst geschworen hatte: »Bis dass der Tod uns scheidet.« Zum Ende des Gesprächs fragte die Therapeutin: »Sollen wir jetzt mal Ihren Mann hereinholen und ihm das sagen?« Meine Mutter wollte das ganz und gar nicht, aber die Therapeutin nahm das Zepter in die Hand und bat meinen Vater zu diesem Gespräch hinzu. Und tatsächlich konnte sich meine Mutter dazu durchringen, meinem Vater zu sagen, dass sie am Ende sei mit ihrer Kraft, dass sie das Zusammenleben so nicht mehr schaffe und auch nicht mehr wolle. Mein Vater saß wohl nahezu reglos neben ihr im Sessel. Er reagierte auf die Sätze meiner Mutter mit Schweigen, erwiderte nichts. Danach stand er einfach auf und ging.

In meiner Mutter stieg verständlicherweise Panik auf. Was sollte sie nun tun? Sie machte sich schwere Vorwürfe und fragte sich, ob es richtig gewesen war, meinen Vater so zu konfrontieren. Sie hatte große Angst, dass ihre Äußerungen etwas ausgelöst haben könnten und dass mein Vater sich nun wirklich das Leben nehmen würde. Die Therapeutin riet ihr, Ruhe zu bewahren. Sie solle nach Hause fahren und das tun, was sie jetzt gern tun wolle. »Sie müssen die Initiative ergreifen, wenn Sie das Leben, so wie Sie es führen, nicht mehr wollen.« Also fuhr meine Mutter nach Hause und kämpfte mit ihrer Angst. Mein Vater kam die ganze Nacht nicht nach Hause. Erst am nächsten Tag tauchte er irgendwann wieder auf. Wo er in dieser Nacht gewesen war, weiß meine Mutter bis heute nicht. Von diesem Tag an fuhr mein Vater nicht mehr nach Gütersloh. Eines zeigt sich daran ganz deutlich: Mein Vater hatte die Therapie nie für sich gemacht, sondern ausschließlich für meine Mutter. Als sie ihm sagte, dass sie so nicht weitermachen könne, war für ihn schlagartig auch die Therapie sinnlos geworden. Die Einsicht, dass er krank war und die Therapie für sich selbst brauchte, fehlte ihm, oder vielleicht war es ihm auch einfach egal. Meine Mutter fragt sich bis heute, ob sie damals das Richtige getan hat. Diese eine Situation geht ihr immer wieder durch den Kopf. Wäre alles anders gekommen, wenn sie damals eine andere Entscheidung getroffen hätte?

Meine Mutter verließ meinen Vater nicht sofort nach diesen Gesprächen und Ereignissen. Sie kämpfte noch eine lange Zeit mit sich und beriet sich auch noch einmal mit ihrer eigenen Psychotherapeutin. Ihr beschrieb sie, was in der Therapie geschehen war. Wieder meinte meine Mutter, dass sie das doch nicht machen könne, ihren kranken Mann verlassen – »in guten wie in schlechten Tagen …« Die Therapeutin stellte ihr eine einfache, aber sehr wirksame Frage: »Wie lange soll das denn noch gehen?« Zehn Jahre bewegte sich meine Mutter nun schon in diesem Strudel aus Angst,

Hoffnung, Hilflosigkeit, Verzweiflung, Wut, Trauer, Schuldgefühlen. »Haben Sie das Gefühl, es ist in dieser Zeit irgendetwas besser geworden?« Das Gegenteil war der Fall. Es wurde immer schlimmer mit meinem Vater. Die Hoffnung wurde weniger, die Verzweiflung immer größer. Lange waren die Tage vorbei, an denen plötzlich wieder der Mann durchschimmerte, der er einmal war.

Wir erinnern uns gerade an jene Tage, an denen meine Eltern ins Grüne fuhren, um zu wandern und die Natur zu genießen. Früher hatten die beiden solche Wanderungen sehr gern und sehr regelmäßig gemacht. Sie fuhren zum Beispiel ins Sauerland, um dort einen herrlichen Tag lang durch die Wälder zu streifen. Mit der Krankheit wurden auch diese schönen Ausflüge immer seltener. Während wir über diese besonderen Tage sprechen, fängt meine Mutter laut an zu lachen. Mein Vater war schon sehr speziell. Er kaufte sich für diese Ausflüge selbstverständlich seine geliebten Karten und Wanderpläne und übernahm jedes Mal die Federführung. Am Tag der Wanderung selbst lief man eigentlich nur hinter ihm her, nicht wissend, wo man sich genau befand und wo es langging, aber immer mit der Gewissheit, irgendwann sicher wieder aus dem Wald herausgeführt zu werden. Mit meinem Vater klappte das immer … Lange waren diese schönen Momente vorbei. Sollten etwa die schlechten Tage für immer andauern?

Aufgrund ihrer schlechten Konstitution wurde meiner Mutter eine dreiwöchige Kur bewilligt, die sie auf Juist verbrachte. Dort traf sie ausschließlich auf Frauen in vergleichbaren Situationen. Jede von ihnen hatte ihre Probleme, nicht die gleichen wie meine Mutter, aber ähnliche – und die Männer hatten keinen Zutritt zu diesem Haus. Meine Mutter hörte sich die Geschichten der anderen Frauen an und steuerte ihre bei. In diesen drei Wochen wurde viel geredet. Natürlich wurden auch Gespräche mit Psychotherapeuten geführt. Außerdem bekamen die Frauen Zeit für sich, für sportliche Aktivitäten, für Achtsamkeitstraining, für kreativen Ausgleich. Für meine Mutter war das nach vielen, vielen Jahren erstmals eine Zeit zum Durch- und Aufatmen. Sie konnte über ihre Wünsche und Bedürfnisse in Ruhe nachdenken, konnte sich endlich wieder auf sich besinnen. Das war ihr durch die familiäre Situation schon lange nicht mehr möglich gewesen. Als sie nach drei Wochen wieder nach Hause kam, hatte sie eine Entscheidung getroffen. Nun stand für sie fest: »Ich gehe. Ich trenne mich.«

Die Situation zu Hause war ab diesem Zeitpunkt nur noch fürchterlich. Mein Vater war ständig wütend, aufbrausend und aggressiv. Und auch von außen bekam meine Mutter Druck. Wenn sie in der Stadt jemanden traf, der sie fragte, wie es ihr gehe, und sie tatsächlich erzählte, dass sie dabei war, sich zu trennen, stieß sie immer wieder auf Unverständnis, wenn nicht gar Verachtung. »Das macht man doch nicht.« Aber diese Leute hatten einfach keine Ahnung von dem, was meine Mutter bis dahin schon alles durchgemacht hatte. Es dauerte eine kleine Weile, aber irgendwann hatte sich mein Vater ein Appartement besorgt und zog aus dem gemeinsamen Haus aus. Meine Mutter blieb mit meinen Brüdern zurück in der alten, unsanierten Bruchbude. Bis zum Schluss hoffte sie, dass diese Trennung nur eine auf Zeit sein würde. Vielleicht könnte die Trennung für meinen Vater der Anstoß sein, sich endlich wirklich helfen zu lassen, und die beiden würden eines Tages wieder zueinanderfinden. Leider hat das Leben eine andere Geschichte geschrieben.

»Wann haben wir eigentlich angefangen, offen über Papas Probleme zu reden?«

»Das war, als er diese Therapie in Gütersloh begann.«

»Wir beide haben angefangen zu reden. Und parallel habe ich versucht, zu Papa durchzudringen – immer wieder.«

DIE NEUE BEZUGSPERSON

Mein Vater hatte keine Sekunde gezögert und seine Therapie in dem Moment beendet, in dem er begriff, dass meine Mutter den weiteren Weg nicht mehr an seiner Seite gehen würde. Seine unausgesprochene Drohung, die Therapie jederzeit beenden zu können, die wie ein Damoklesschwert über meiner Mutter hing, war Fakt geworden. Die therapeutische Hilfe hatte er nur ihretwegen angenommen, so wie er alles ihr zuliebe gemacht hatte. Und die Therapie war für ihn zu einer Art Druckmittel gegen meine Mutter geworden: Wenn du gehst, beende ich die Therapie. Und in dem Moment, in dem sie ihm sagte, dass sie ihn verlassen werde, machte das alles für ihn keinen Sinn mehr. Die Erkenntnis, dass er diese Therapie für sich selbst machte und brauchte, fehlte ihm völlig. Oder es war ihm egal, so ganz sicher war ich mir nie. All das machte die Entscheidung, sich zu trennen, natürlich unfassbar schwer für meine Mutter, aber sie sah keine andere Möglichkeit. Sie war am Ende ihrer Kräfte. Wollte sie weiterleben, musste sie gehen. Und ich als Tochter hatte mir instinktiv zur Aufgabe gemacht, sie zu beschützen. Es war keine bewusste Entscheidung von mir, aber nach und nach wurde ich in eine neue Rolle hineingezogen. Ich füllte für meinen Vater immer mehr die Lücke, die meine Mutter hinterlassen hatte. Anstelle meiner Mutter wurde ich zur Bezugsperson für ihn. Während die eine am Ende ihrer Kräfte war, übernahm die nächste. Für mich folgte das einer bestechenden Logik. Warum er sich mich als Ansprechpartner ausgewählt hat, kann ich nur erahnen – vielleicht, weil ich die älteste der Kinder war. Aber sicher auch, weil ich es ihm sehr leicht gemacht habe, mich dafür auszuwählen. Ich stand bereit, suchte den Kontakt, machte ganz klar, dass ich jederzeit für ihn da sein würde. Mir ging es vor allem darum, eine gute Tochter zu sein. Ich wollte ihm helfen. Und unterschwellig machte sich natürlich die Hoffnung breit: Vielleicht schaffe ich es ja. Vielleicht kann ich ihn retten.

Natürlich waren auch meine Brüder immer für ihn da. Jeder auf seine eigene Art und Weise, jeder mit seinen eigenen Aufgaben in Bezug auf meinen Vater. Mich beruhigte sehr, dass zumindest zwei der drei in der Umgebung lebten. Sowohl in der Nähe unseres Vaters als auch in der Nähe unserer Mutter. Es war auf gewisse Weise ein Sicherheitsnetz. Denn mich quälte ein dauerhaft schlechtes Gewissen, weil ich so weit weg war und beruflich noch dazu so viel unterwegs. Ich hatte oft die Befürchtung, dass meine Brüder annehmen könnten, mir seien die Arbeit und meine Karriere wichtiger als die Familie. Dass sie denken könnten: »Die ist nicht am

Start.« Damit hatte ich extrem zu kämpfen und setzte mich selbst sehr unter Druck. Würde meinem Vater irgendetwas passieren, ein akuter Notfall auftreten, dann wäre ich nicht da, dann wäre der Weg immer zu weit. Ein schrecklicher Gedanke. Meine Brüder und ich haben nie über diese Dinge, über unsere eigenen Gefühle, Sorgen und Nöte miteinander gesprochen. Vielmehr waren wir sehr zielorientiert. Was wird gerade gebraucht? Wer ist gerade da? Wer fährt als Nächstes hin? Wer hat Papa das letzte Mal getroffen? Was hat er dir erzählt, was hat er mir erzählt? Wir haben nie darüber gesprochen, wer von uns es gerade »richtig« und wer es »falsch« macht. Und doch beschlichen mich immer wieder diese Schuldgefühle und Befürchtungen, meine Brüder könnten schlecht über mich denken. Keine Ahnung, ob es tatsächlich so war, aber allein die Gedanken waren sehr belastend. Dementsprechend versuchte ich, mich auf andere Art und Weise reinzuknien.

Schon während der Therapie intensivierte sich der Kontakt zu meinem Vater. Wir telefonierten regelmäßig, tauschten uns aus. Mich interessierte natürlich, wie es ihm ging, wie seine Tage verliefen, was er in seiner Therapie alles machte, was er erlebte. Gleichzeitig fingen meine Mutter und ich an, uns stärker auszutauschen. Wir erzählten uns gegenseitig die Dinge, die wir von meinem Vater wussten und die wir jeweils von ihm gehört hatten. Schnell wurde klar, dass diese

Geschichten oftmals sehr wenig miteinander zu tun hatten und zwei vollkommen andere Wahrheiten aufeinandertrafen. Erst als wir anfingen, darüber zu reden, bemerkten wir, dass mein Vater mir manchmal völlig andere Dinge erzählte als meiner Mutter. Und teilweise entsprach keine unserer zwei Versionen dem, was wirklich passiert war. Meine Mutter bekam durch ihre räumliche Nähe zumindest so viel mit, dass sie erahnen konnte, was wirklich geschehen war. Mir klingt noch ihre Warnung in den Ohren: »Glaub nicht alles, was dein Vater dir erzählt. Seine Wahrheit unterscheidet sich manches Mal von der eigentlichen Wahrheit.« Ich wollte das lange nicht wahrhaben. Ich wollte ihm glauben. Ich wollte ihm alles glauben, was er mir erzählte. Aber vieles stimmte einfach nicht. Ich weiß, dass er mich sicher nicht bewusst angelogen hat. Den festen Vorsatz, mich bewusst zu täuschen, den gab es bestimmt nicht. Vielleicht war es für ihn eine Art Selbstschutz. Ich denke, dass alles, was er mir erzählte, in dem Moment absolute Realität für ihn war. In dem einen Moment hatte er die Dinge genauso in Erinnerung. Diese Krankheit verändert die Wahrnehmung der Welt, die dich umgibt. Als Depressiver lebt man oft wie in einem Paralleluniversum. Es war kein böser Wille. Er war vielmehr gar nicht mehr in der Lage, bewusst zu lügen. Tief im Inneren war mir sehr wohl bewusst, dass unsere Wahrheiten oft nicht übereinstimmten. Aber von diesem Gefühl wollte ich nichts wissen. Ich hatte permanent ein schlechtes

Gewissen, weil ich immer so weit weg war, weil ich eine bessere Tochter sein wollte. Wie absurd, was man sich in diesem Ausnahmezustand so alles einredet.

Als es zur Trennung meiner Eltern kam, suchte sich mein Vater ein eigenes kleines Ein-Zimmer-Appartement und zog aus dem gemeinsamen Haus aus. Der einzige Kontakt zwischen meinen Eltern bestand nunmehr darin, dass meine Mutter tagtäglich auf ihrem Arbeitsweg an der Wohnung meines Vaters vorbeifuhr. Darüber hinaus hatten die beiden, bis auf wenige Ausnahmen, keinen Kontakt mehr zueinander. Für meine Mutter war es wichtig, dass sie versuchte, Abstand zu gewinnen und aus dem Teufelskreis eines Zusammenlebens mit einem depressiven Menschen herauszukommen. Für sie war es regelrecht lebensnotwendig, dass sie den Kontakt zu meinem Vater möglichst vermied. Dafür stand jetzt ich ein. Es gab Phasen, da telefonierten mein Vater und ich täglich miteinander. Oft fingen unsere Gespräche mit einer einfachen Plauderei an, ein normaler Austausch zwischen Vater und Tochter. Ich wollte immer gern wissen, was er gerade so machte. Der Gedanke dahinter liegt natürlich auf der Hand: Wenn ich in etwa wusste, wie er seine Tage gestaltete und was er so tat, dann konnte ich eingreifen, sobald ich merkte: Etwas verändert sich, geht in die falsche Richtung und es geht ihm plötzlich nicht mehr gut. Wir telefonierten also regelmäßig und redeten darüber, was jeder von uns gerade so machte – an guten Tagen. An schlechten Tagen war das nicht möglich. An schlechten Tagen sprach er viel über den Tod und darüber, dass er bald gehen würde. Dann drehten sich die Gespräche fast ausschließlich ums Verabschieden. Er beendete solche Telefonate auch gern mal mit den Worten: »Okay, tschüss, jetzt tue ich es.« Dann legte er einfach auf. Diese Gespräche waren der blanke Horror! Ich befand mich 400 Kilometer entfernt und überlegte allen Ernstes, ob ich direkt ins Auto springen sollte, um zu ihm zu fahren, oder nicht. Würde er aber tatsächlich einen Selbstmordversuch unternehmen, dann wäre ich ohnehin viel zu spät bei ihm. Emotional war das für mich kaum auszuhalten. In diesen Momenten rief ich oft meine Mutter oder meine Brüder an, damit sie bei meinem Vater vorbeifahren und nach ihm sehen konnten.

Es gab solche und solche Tage, und es war nie absehbar, welch ein Tag heute sein würde. Als mein Vater noch die Kraft für einen kleinen Aushilfsjob hatte, wünschte er sich von uns Kindern zu einem Weihnachtsfest eine Stirnlampe. Allmorgendlich war er als Zeitungsbote unterwegs und hatte nie die Hände frei, um im frühmorgendlichen Dunkel eine Taschenlampe zu halten. Also wünschte er sich von uns eine Stirnlampe – und bekam sie natürlich auch. Ich habe es geliebt, wenn er mir am Telefon von seiner letzten

Runde mit dieser albernen Lampe erzählte. Dieses kleine Stück Normalität in seinem Leben freute mich so sehr. Von solchen Telefonaten und solchen Tagen konnte ich nicht genug bekommen. Diesen Tagen standen jene gegenüber, an denen ich am Telefon nur geweint habe. »Du kannst dich doch jetzt nicht verabschieden. Das akzeptiere ich einfach nicht, dass du dich jetzt und hier so verabschieden willst.« Die Gespräche drehten sich im Kreis. »Wie kann es sein, dass du gehen willst, obwohl wir alle hier sind, deine Kinder, deine Enkelkinder?« Immer wieder kamen wir an diesen Punkt. Ich konnte es einfach nicht verstehen und erst recht nicht akzeptieren. Und dann fiel der Satz, den ich am meisten fürchtete und hasste: »Das reicht nicht.« Und immer wieder, wenn wir später an diesen Punkt kamen, sagte er: »Das reicht nicht. Ich weiß, dass du mich liebst, aber das reicht nicht.«

Plötzlich ist es ganz still im Raum. Meine Mutter guckt mich einfach nur unendlich traurig an und schließt mich fest in ihre Arme. Es ist nicht leicht, all diese Gefühle noch einmal zuzulassen. Sie kommen aus einer gut verschlossenen Ecke meiner Seele, kündigen sich an wie fernes Donnergrollen und werden unkontrollierbar wie ein reißender Fluss. Diese drei Worte haben einen unheimlichen Nachhall in meinem Leben. Das reicht nicht. Du reichst nicht.

Die Stimmungsschwankungen meines Vaters beeinflussten mein eigenes Fühlen und Denken massiv. Ich fand kein geeignetes Mittel, um mich davor zu schützen. Meine Schutzmauer war voller Löcher. Meine Mutter erinnert mich rückblickend daran, dass ich auch nie die Kraft hatte, meinen Vater am Telefon abzuwürgen oder vielleicht gar nicht erst ranzugehen, wenn er anrief. Ich ließ mich komplett von meinem Vater in seine Stimmungsschwankungen und seine Krankheit mit hineinziehen. Hatte er einen guten Tag, hatte auch ich einen guten Tag. Hatte er einen schlechten, war es um meinen ebenso mies bestellt. Fast unmerklich fing ich an, mein Leben komplett nach ihm auszurichten. Nach unseren Telefonaten, nach seinen Stimmungen. Besonders schlimm waren die Momente, in denen ich vor seiner Wohnungstür stand und er mir nicht öffnete. Wenn ich auf Heimatbesuch war, wollte ich meinen Vater natürlich sehen und fuhr mehr als einmal bei ihm vorbei. Doch er ließ niemanden hinein. Ich stand bei ihm vor der Tür und musste unverrichteter Dinge wieder gehen. Ich fuhr dann meist zu meiner Mutter zurück und war völlig fertig. Man fühlt sich so hilflos. Du stehst vor einer verschlossenen Tür, du klopfst und klingelst, willst irgendeine Reaktion, weil du hoffst, dass es in irgendeine Richtung weitergeht. Aber es geht nichts weiter. Egal, was du tust, es bringt nichts. Und du siehst deine Felle wegschwimmen, spürst, dass dieser geliebte Mensch dir entgleitet und du nichts tun kannst, um es aufzuhalten, egal, was du machst. Die letzten Jahre waren geprägt von diesem Gefühl der Hilflosigkeit. Ein ganz furchtbarer Zustand. Du merkst, da passiert etwas, es wird immer schlimmer, ein geliebter Mensch entgleitet dir und du kannst nichts dagegen tun. Du versuchst, dich dazwischenzuschmeißen, du versuchst es mit Liebe, du versuchst es mit Zorn, mit Zuneigung und Wutausbrüchen, mit allem. Aber nichts bringt etwas, nichts hält den Zug an.

Nach außen funktionierte ich hingegen in all der Zeit weiterhin wie eine Eins. Mir fällt spontan der Song von Kerstin Ott ein: »Die immer lacht«. Das war ich, die, die immer lacht. Ich gab das Strahlemännchen, während ich unfassbar viel arbeitete und drehte. Mit niemandem sprach ich über meine familiäre Situation, keiner sollte mitbekommen, was bei uns zu Hause los war. Ich wollte meinen Vater beschützen, meine Mutter, meine Brüder. Es lag in meiner Verantwortung, dass das alles im Kreise der Familie bleibt.

Ich war schon immer jemand, der sein Privatleben sehr geschützt hat. Aber dadurch, dass ich nie wirklich etwas Privates von mir öffentlich preisgegeben habe, wurde natürlich immer wieder nach privaten Geschichten gesucht. Irgendetwas, über das man in der Presse berichten konnte, das die Leute interessieren würde. Meine Aufgabe aber war es, meine Familie zu schützen. Ein enormer Druck, dem ich dann auch irgendwann erlegen bin. Nach außen war alles wie immer. Ich war professionell, lachte, spielte meine Rolle. Im Privaten fehlte aber immer mehr und mehr die Kraft, die Fassade aufrechtzuerhalten. Oft schloss ich mich nach getaner Arbeit zu Hause ein und verbrachte meine Tage weinend und in eine Wolldecke gehüllt auf meiner Couch. Ich starrte manchmal tagelang meine Wand an und machte nichts. Es fehlte die Kraft, die Kraft, etwas zu unternehmen, aber vor allem die Kraft, auch im Privaten noch vorzutäuschen, alles wäre in bester Ordnung. Meine Freunde log ich an. Wollten sie sich mit mir treffen, behauptete ich, dass ich nicht da wäre. Das war bei meinem Beruf nichts Ungewöhnliches. Niemand schöpfte Verdacht.

Mir selbst war zu diesem Zeitpunkt gar nicht bewusst, dass hier gerade mein eigenes Leben aus dem Ruder lief. Ich belog mich selbst, dass es ganz normal sei, privat keine Energie mehr zu haben. Ich arbeitete superviel, ich war ständig auf Reisen, ich lachte die ganze Zeit, ich kümmerte mich um meinen Vater – da war doch logischerweise nichts mehr übrig für mein Privatleben! So erklärte ich mir meine Rückzugsphasen, die eigentlich viel eher Zusammenbrüche waren. Ich suchte für mich Entschuldigungen, weshalb ich privat jetzt nicht auch noch auf jeder Hochzeit tanzen musste, warum ich Zeit für mich brauchte, warum ich in meinen vier Wänden bleiben wollte. Ist ja klar, dass man in dieser konkreten Situation mal müde ist und dass man jetzt nicht die Energie für irgendeine Geburtstagsparty im Freundeskreis hat ... Ich entfernte mich in dieser Zeit immer mehr von meinen Freunden. Es tat mir auf der einen Seite unheimlich leid, dass ich viele von ihnen immer wieder schamlos anlog, ich konnte es aber auf der anderen Seite auch nicht ändern. Es gab für mich keine Alternative, ich hätte mich in dieser Zeit nicht anders verhalten können, weil keine Kraft da war. Ich habe all meine Kraft gebraucht, um nach außen zu funktionieren, die Fassade aufrechtzuerhalten, einen guten Job zu machen und alles zu schützen. Für mich und mein Privatleben war nichts mehr da. Den Rest, der darüber hinaus noch vorhanden war, reservierte ich für meinen Vater.

»Ich weiß, dass du mich gewarnt hast:
Nova, pass auf, dass es dir
nicht ergeht wie mir!«

»Und du hast immer gesagt:
Alles gut, mach dir keine Sorgen,
ich habe das im Griff.«

»Ich habe viel zu spät erkannt,
dass ich es nicht im Griff hatte.«

DIE CO-DEPRESSION

Für Angehörige von depressiven Menschen ist es unheimlich schwer, sich emotional nicht vom Gemütszustand der erkrankten Person abhängig zu machen. Das ist eine große Gefahrenquelle. Langsam und fast unmerklich passt man sein eigenes Empfinden dem des Depressiven an. Man hat nur noch einen guten Tag, wenn der andere einen guten Tag hat, weil man sich so über die positive Stimmung freut und sofort Hoffnung schöpft, dass das tiefe Tal durchschritten ist und endlich Besserung eintritt. An schlechten Tagen bricht alles in sich zusammen, die Hoffnung schwindet, die Verzweiflung übermannt einen. Das eigene Gefühlsleben richtet sich mehr und mehr nach der Person, um die man sich Sorgen macht. Plötzlich verläuft das eigene Leben in den gleichen Wellen wie das des Kranken, man durchläuft die gleichen Hochs und Tiefs. Bei meiner Mutter war dieses Muster vor der Trennung schon zu erkennen. Wenn sie abends nach der Arbeit nach Hause kam, schloss sie die Haustür auf und fragte sich: »Was ist jetzt dahinter? Geht es ihm gut oder geht es ihm nicht gut?« Wenn es ihm gut ging und er sich freute, dass meine Mutter nach Hause kam, sprang sofort der Funke über und der Tag war gerettet. In die andere Richtung ging es leider genauso schnell. Obwohl meine Mutter gemeinsam mit meinem Vater in dieser Gefühlsachterbahn saß, erkrankte sie zum Glück nicht an einer Co-Depression. Was auch immer es war, dass sie schützte, muss mir gefehlt haben. Denn die Abhängigkeit von der Gefühlslage meines Vaters wurde bei mir krankhaft. Ich rutschte in eine handfeste Co-Depression ab.

Dr. Mazda Adli:

Co-Depressionen treten relativ häufig auf. Wenn man einen Angehörigen mit einer depressiven Erkrankung hat, dann ist der eigene Alltag ganz wesentlich verändert und beeinträchtigt. Menschen mit Depressionen sind schwer belastet, und diese Belastung greift oftmals über auf die Angehörigen in ihrem Umfeld. Manche Patienten verlieren so viel Zuversicht, Selbstständigkeit und Selbstvertrauen, dass sie im Grunde permanenten Unterstützungsbedarf haben. Und das wiederum kann eine riesige Belastung für Angehörige sein. Wenn wir noch einmal daran erinnern, dass Depression eine Stress-Folgeerkrankung ist, ist das genau der Stress, der die nächste Depression – diesmal beim Angehörigen – auslöst.

Deshalb ist es wichtig, dass man auch Familienangehörige möglichst mit in die Behandlung einbezieht. Dadurch werden die Angehörigen einerseits entlastet, andererseits wird ihnen Rat und Unterstützung im Umgang mit dem Erkrankten mit auf den Weg gegeben. Außerdem lässt sich natürlich auch den Angehörigen so etwas wie Zuversicht vermitteln, was den Verlauf der Krankheit und deren Perspektiven angeht. An die Angehörigen sollte man immer von Anfang an mit denken, wenn man einen Menschen mit Depressionen vor sich hat. Das ist leider noch nicht überall angekommen. Und ehrlicherweise muss man sagen, dass es häufig auch eine Kapazitätsfrage ist. Um gute Angehörigenarbeit zu leisten, braucht man Zeit und Kapazität. Und es muss auch den Kostenträgern bewusst gemacht werden, dass darin ein Teil einer adäquaten Behandlung besteht. Die Angehörigenarbeit gehört zur Depressionsbehandlung dazu.

Nach der Trennung meiner Eltern, als ich mehr und mehr zur Bezugsperson für meinen Vater wurde, warnte mich meine Mutter eindringlich: »Pass auf, dass es dir nicht ergeht wie mir. Dass du dich da nicht so hineinziehen lässt.« Doch ich war der festen Überzeugung, mir könnte gar nichts passieren. Ich hatte schließlich über Jahre genau mitbekommen, was zu Hause los war. Hatte jedes erdenkliche Buch zum Thema Depression gelesen. War absolut im Thema. Außerdem war der Abstand zu meinem Vater größer, ich führte mein eigenes Leben und teilte meinen Alltag nicht mit ihm. Nein, das passiert mir nicht. Meiner Mutter gegenüber beteuerte ich: »Alles gut, mach dir keine Sorgen. Ich habe das im Griff.« Das glaubte ich tatsächlich. Mein Wunsch war einfach, eine gute Tochter zu sein, meine Mutter zu entlasten und meinem Vater zu helfen. Hauptsache, meine Mutter würde wieder gesund und mein Vater wäre nicht allein. Ich habe alles im Griff. Dass ich das nicht hatte, erkannte ich erst viel zu spät.

Seit ich nach Köln gezogen war, gestaltete sich mein Arbeitsleben ziemlich turbulent und intensiv. Ich hatte oft in vier verschiedenen Ländern pro Woche zu tun, manchmal sogar auf zwei unterschiedlichen Kontinenten. Ich moderierte für VIVA, machte parallel die Formel-1-Berichterstattung für Premiere, moderierte ein Reisemagazin und noch eine Samstagsabendshow für Sat.1. Zwei Tage Australien, dann einen in Malaysia, zwei Tage Paris, dann wieder einen in London und danach ab nach Singapur … So sah das ungefähr aus. Ich saß 300 Tage pro Jahr im Flieger. Gefühlt war ich alle drei Wochen mal zum Wäschewaschen in Köln. In dieser Zeit traten bei mir die ersten Probleme auf. Ich bekam unkontrollierbare Panikattacken. Ich hatte überhaupt keine innere Uhr mehr, nur noch Jetlag. Mein Körper zog irgendwann den Stecker, da ging gar nichts mehr. In dieser Phase begannen die Attacken. Das hat nichts mit Angststörungen oder Phobien, wie manche glauben, zu tun. Es geht nicht darum, dass man vor irgendetwas Angst hat. Es geht darum, dass man von einem auf den anderen Moment Panik bekommt zu sterben. Man denkt, man stirbt. Jetzt. Es ist logisch überhaupt nicht nachvollziehbar, lässt sich auch keinem erklären, aber der Gedanke ist da und überlagert alles. Angefangen hat es bei mir damals in Räumen mit vielen Menschen. Plötzlich überrollte mich das Gefühl, der Sauerstoff in diesem Raum würde unmöglich für all die Menschen reichen. Ich würde ersticken. Panik pur. In solchen Momenten versuchte ich, auf dem schnellsten Weg an die frische Luft zu kommen. Auf Veranstaltungen kam es vor, dass ich nahezu rempelnd an den Leuten vorbeihetzte, um nach draußen zu kommen. Wenn ich jetzt nicht renne, kippe ich tot um, da war ich mir sicher. Später wurde ich auch mal gefragt: »Sag mal, hast du mich gerade nicht gesehen?« Das konnte ich dann immer irgendwie überspielen. Niemand hat bemerkt, was da gerade in meinem Inneren geschehen war. Im Zweifelsfall wurde ich als unhöflich oder unaufmerksam abgetan. Aber ich konnte es nicht ändern. Später wurde es so schlimm, dass ich diese Attacken sogar zu Hause in meinen eigenen vier Wänden, in meinem intimsten Raum bekam. Ich saß auf meiner Couch und war plötzlich der festen Überzeugung, dass in kürzester Zeit in diesem Raum jeglicher Sauerstoff aufgebraucht sein würde. Ich riss dann alle Fenster auf und rannte schnellstens auf den Balkon, um frische Luft zu atmen und um mich langsam wieder zu beruhigen. Mir ist schon klar, dass das total unlogisch ist. Und trotzdem konnte ich diese Panikattacken nicht beeinflussen. Es gab Situationen, da saß ich im Flugzeug und dachte: Wenn du jetzt nicht sofort nach vorne rennst und die Tür aufreißt, wirst du ersticken. Dass das Flugzeug natürlich abstürzt, wenn man mitten im Flug die Türen öffnet, das kommt einem überhaupt nicht in den Sinn. Alles kreist um diese Angst, gleich zu sterben. Damals war ich mehrfach kurz davor, nicht in meinen Flieger zum nächsten Drehort einzusteigen. Schon am Gate war die Angst davor, während des Fluges eine Attacke zu bekommen, so groß, dass ich nur Millimeter davor war, den Flug nicht anzutreten. Aber mir war klar: Wenn ich dieses Mal nicht einsteige, dann steige ich auch das nächste Mal nicht ein. Damit hätte ich meinen Job an den Nagel hängen können. Also tigerte ich am Flughafen hin und her, kaufte mir ein Wasser nach dem anderen und machte immer wieder Atemübungen, um zu entspannen. Letztlich bin ich immer eingestiegen – und bin meiner kontrollierten Steinbockmentalität dafür sehr dankbar.

Zum Glück hatte ich einen guten Hausarzt. Erst durch ihn habe ich überhaupt begriffen, dass das, was ich dort regelmäßig erlebte, Panikattacken waren. Ich hatte zuvor noch nie von solchen Attacken gehört. Nur die Symptome waren mir vertraut, dass mir plötzlich heiß und kalt wurde, dass das Herz anfing zu rasen. Was das aber genau war, wusste ich natürlich nicht. Mein Arzt klärte mich über Panikattacken auf und verschrieb mir Tabletten. Das waren eine Art Notfalltabletten. Wenn eine Panikattacke käme und ich wäre gerade in einer Situation, in der ich nicht ausweichen könnte, zum Beispiel im Flugzeug, dann sollte ich eine nehmen. Innerhalb von wenigen Sekunden würde die Attacke dann sicher vorbei sein. Er gab mir auch den Tipp, die Tabletten zuvor einmal zu Hause zu testen: »Setz dich auf die Couch, wenn du ganz sicher bist, dass es dir gerade gut geht, und probiere einmal für dich die Wirkung dieser Tablette aus. Damit du keine Angst hast, sie zu nehmen, wenn es nötig ist.« Dieser Arzt kannte mich ziemlich gut. Ich bin ein wahnsinniger Kontrollfreak, kann nicht mal ein Schlafmittel nehmen, weil ich das Gefühl ganz schlimm finde, keine Kontrolle mehr über den eigenen Körper zu haben. Mein Zahnarzt hat mal versucht, mir als sogenannter Angstpatientin Valium zu geben. Eine halbe hat mir schon gereicht. Als ich merkte, wie sie anfing zu wirken, bin ich aufs Klo gerannt und habe sie wieder ausgespuckt. Auch Drogen haben mich aus diesem Grund nie gereizt, weil ich immer Angst davor hatte, was sie mit mir machen würden. Ich hasse Kontrollverlust. Letztendlich habe ich die Tabletten nie genommen. Sie lagen aber bestimmt zwei Jahre lang in meiner Handtasche. Allein die Gewissheit, dass sie da waren, hat mir geholfen. Erst viel später habe ich gelernt, dass Panikattacken ein Merkmal einer Depression sein können. Im Grunde waren sie die ersten Anzeichen meiner Co-Depression.

Für mich war das eine ganz schlimme Phase, die auch das Ende meiner Kölner Zeit einläutete. Ich beschloss, in Köln einen Schlussstrich zu ziehen, machte allein mit dem Rucksack Urlaub in Thailand, um den Kopf frei zu kriegen, und entschied dort, quasi auf dem Rücken eines Elefanten, nach Hamburg zu ziehen. Ich wollte schon immer in den Norden. Jetzt war der Moment gekommen. Nur vier Wochen später machte ich mich auf den Weg in die Hansestadt. Interessanterweise lösten hier meine stärker werdenden Rückzugsphasen meine Panikattacken ab. Als es mit meinem privaten Rückzug immer schlimmer wurde, nahmen die Panikattacken mehr und mehr ab, bis sie irgendwann ganz verschwanden.

In dieser Zeit der absoluten Lethargie wäre es für mich aus eigener Kraft nicht mehr möglich gewesen, die Reißleine zu ziehen. Ich hätte nicht einmal die Notwendigkeit erkannt.

Es war eine gute Freundin, die mir letztendlich aus dieser Situation geholfen hat beziehungsweise mich mit der Nase darauf gestoßen hat, dass etwas ganz und gar nicht in Ordnung ist. Mein ganzes Leben richtete ich sukzessive und unbewusst auf meinen Vater aus. Unsere Telefonate bestimmten, mit welcher Laune und Stimmung ich durch den Tag ging. Es gab Gespräche, in denen er schöne Sachen erzählte und mir auch mal sagte, dass er stolz auf mich sei. Und kurz darauf musste ich mir am Telefon wirklich schlimme Dinge anhören, die ich überhaupt nicht kompensieren konnte. Ich rutschte immer stärker in diesen Tunnel. Meine Rückzugsphase dauerte bestimmt schon ein Jahr an, als meine Freundin offensiv auf mich zuging und mich mit meiner Situation konfrontierte. Sie selbst hatte kurz zuvor einen schweren Verlust durchgemacht und erkannte sich in Ansätzen meines Verhaltens wieder. Ihr fiel irgendwann auf, dass ich sie schlichtweg anlog, dass ich ihr einen vom Pferd erzählte, wenn ich mal wieder sagte, ich sei nicht zu Hause, aber natürlich gehe es mir gut. Diese Freundin sagte mir irgendwann auf den Kopf zu, dass es mir ihrer Meinung nach keinesfalls gutgehe. Ich stritt natürlich alles ab. Aber sie ließ sich nicht beirren. »Du musst mit jemandem sprechen.« Meiner Meinung nach brauchte ich keine Hilfe und keine Gespräche. Ihren Vorschlag tat ich als vollkommen absurd ab. Die Vorstellung, mit einer wildfremden Person in einem Raum zu sitzen und dieser erklären zu müssen, wie meine Gefühlswelt gerade aussah – was ich noch nicht einmal meinen engsten Freunden erklären konnte –, diese Vorstellung war komplett befremdlich für mich. Aber sie ließ nicht locker. Immer wieder fragte sie mich, ob ich endlich einen Termin bei einem Psychotherapeuten gemacht hätte. Ich erfand Ausreden, ich hätte es noch nicht geschafft, ich würde es nächste Woche angehen, was mir gerade so einfiel. Sie aber hörte nicht auf zu fragen. Und irgendwann dachte ich: Wenn sie dann endlich aufhört, mich zu bedrängen, mache ich halt einen Termin aus. Ein halbes Jahr dauerte es bestimmt noch mal, bevor ich dann wirklich aktiv wurde, aber ich vereinbarte einen Ersttermin. Eher weil ich von der Fragerei genervt war, als dass ich einen Sinn darin sah. Das war mein eigentlicher Antrieb.

Ich ging also zu meinem Erstgespräch bei einer Therapeutin und war mir ziemlich sicher, dass sie mir nicht würde helfen können. Für mich war klar, dass das vertane Zeit sein würde. Ich kam mit einer gehörigen Portion Skepsis bei ihr an. Zu meiner eigenen Überraschung dauerte es keine 20 Minuten und ich brach tatsächlich weinend in ihrem Sessel zusammen. Eine ihrer Fragen hatte ganz offensichtlich etwas auf den Punkt gebracht und bei mir zu dieser – vor allem für mich – unerwarteten Reaktion geführt. Erst in diesem Moment sickerte langsam die Erkenntnis durch, dass es allerhöchste Eisenbahn gewesen war, mir Hilfe zu holen. Ich blieb fast anderthalb Jahre bei dieser Therapeutin, ging bis zu drei Mal pro Woche zu ihr und lernte eine Reihe an Werkzeugen kennen, wie ich mich selbst schützen konnte. Es stellte sich wenig später sogar noch heraus, dass diese Therapeutin den »falschen« Abschluss hatte, der von meiner Krankenkasse nicht akzeptiert wurde, weshalb ich die Therapie komplett auf meine eigenen Kosten machen musste. Mir wäre fast herausgerutscht, dass ich in diesen knapp anderthalb Jahren meine Ersparnisse zum Fenster herausgeworfen habe – aber das stimmt nicht. Sie hatte es geschafft, einen Draht zu mir zu finden. Mein Vertrauen darin, einen weiteren Therapeuten zu finden, dem dies auch gelingen würde, ging gegen null. Es war absolut außerhalb meiner Vorstellungskraft, mich auf die Suche nach einem neuen Arzt zu machen, der dann den »richtigen«, von meiner Kasse anerkannten, Abschluss hätte. An solchen Stellen zeigt sich die Absurdität unseres Gesundheitssystems. Wir sind alle nur Menschen, da spielen Sympathie und Antipathie eine große Rolle. Zwischen Patient und Therapeut sollte es unbedingt passen. Wenn man also Pech und die nette Ärztin nicht den richtigen Abschluss hat, muss man sich auf die Suche nach einem anderen Facharzt machen. Und wieder verstreicht wertvolle Zeit, in der Patienten eigentlich schon geholfen werden könnte.

Ich blieb also bei »meiner« Therapeutin und arbeitete fortan an meinen bestehenden Verhaltensmustern. Wenn das Telefon klingelte, lernte ich beispielsweise, nicht gleich abzuheben. Das war zuvor undenkbar für mich gewesen. Selbst, wenn ich bei einem Abendessen im Restaurant saß. Klingelte das Telefon, ging ich ran. Der Druck, den ich mir selbst machte, war simpel: Wenn mein Vater mich anrief und ich nicht ranging, dann würde er sich eventuell etwas antun. Die Therapeutin fragte mich:

»Was passiert denn, wenn du es einfach klingeln lässt und in einer Stunde zurückrufst? Meinst du, dann passiert etwas?«

»Ja, vielleicht.«

»Ist denn bisher etwas passiert?«

»Nein.«

»Dann probiere es doch einfach mal aus.«

Sie gab mir Werkzeuge an die Hand, wie ich mich von meinem inneren Druck befreien konnte. Immer länger ließ ich mir Zeit, bevor ich einen Anruf entgegennahm, hielt es aus, das Telefon ein paar Mal klingeln zu lassen, steigerte mich langsam und machte mich frei von meinen Ängsten. Ich weiß heute, dass ich im Laufe dieser Therapie Dinge gelernt habe, die mir später, als es dann wirklich so weit war, halfen, mit den Geschehnissen umzugehen. Natürlich warf mich der Freitod meines Vaters trotz allem komplett aus der Bahn. Aber wer weiß, wie ich ohne diese psychotherapeutische Begleitung, ohne diese seelische Vorbereitung, reagiert hätte. Wer weiß, wie ich damit umgegangen wäre. Keine Ahnung, ob ich selbst noch einmal in dieses riesige schwarze Loch gestürzt wäre.

Meine Depression hatte es sich hinter einer lachenden Fassade gemütlich gemacht. Nach außen konnte ich gute Laune verbreiten, und wenn ich danach gefragt wurde, konnte ich sagen, alles sei gut, ohne ins Schleudern zu geraten. Niemand kam auch nur auf den leisen Gedanken, mit mir könnte etwas nicht stimmen. Ich hatte nach außen eine wirkungsvolle Mauer aufgebaut, wie es viele depressive Menschen tun. Viele schwer depressive Menschen wirken oberflächlich betrachtet wahnsinnig glücklich. Depression ist eine Krankheit, die für Außenstehende oftmals nicht zu erkennen ist, weil die Erkrankten bewusst täuschen. Und darin sind sie richtig gut. Selbst den Erkrankten sehr nahestehende Angehörige haben Schwierigkeiten, die genaue Gemütslage der depressiven Person zu erkennen. Nachdem sich Chester Bennington, der Sänger der Band Linkin Park, im vergangenen Jahr das Leben nahm, postete seine Frau Talinda ein paar Wochen später ein Video ihres Mannes, das nur 36 Stunden vor seinem Selbstmord entstand. In dem Video scherzt Chester mit seinen Kindern und probiert Bonbons mit ausgefallenen Geschmacksrichtungen. Er testet ein Bonbon, das nach faulen Eiern schmecken soll, und tut so, als ob er sich übergeben müsste. Er lacht. 36 Stunden später nahm er sich das Leben. Zu diesem Post schrieb seine Frau: »Mein nächster Tweet ist der persönlichste, den ich je gemacht habe. Ich zeige das, damit ihr wisst, dass Depressionen kein bestimmtes Gesicht oder eine bestimmte Stimmung haben.«

Diese Krankheit hat so viele Gesichter. Das macht sie so schwer zu erkennen. Und das macht sie so gefährlich. Bei dem einen überwiegt der Rückzug, bei dem anderen die Angst, bei dem nächsten ist es die komplette Lethargie. Die einen »funktionieren« wunderbar, lassen niemanden an sich ran und täuschen ihr gesamtes Umfeld. Bei den nächsten wird man es sofort merken, weil sie nicht mehr aus dem Bett kommen und sich zu nichts mehr aufraffen können. Wieder andere leiden unter ständigen Panikattacken. Wie es sich auch Bahn bricht – das alles kann eine Depression sein.

Dr. Mazda Adli:

Es ist bekannt, dass sich unter dem Begriff Depression viele verschiedene Facetten von depressiven Erkrankungen verbergen. Subtypen dieser Erkrankung, die so sauber zu unterscheiden wir noch gar nicht in der Lage sind. Man kann davon ausgehen, dass letztlich auch biologisch unterscheidbare Subtypen unter diesem Begriff zusammengefasst werden.

Im Moment werden Depressionen nach Schweregrad und Verlauf unterschieden – wohl wissend, dass sich dahinter ein wahrscheinlich recht buntes Bild an unterschiedlichen Depressionstypen verbirgt. Nach der gängigen Krankheitsklassifikation unterscheidet man nach den Schweregraden leicht, mittel, schwer. Zudem gibt es noch die wahnhafte Depression und die ängstliche Depression. Und es gibt Depressionen, die jahreszeitlich betont auftreten, die saisonal abhängige Depression, zum Beispiel Winter- oder Sommerdepression. Bei den unterschiedlichen Verlaufstypen gibt es Depressionen, die als Episode nur ein Mal im Leben vorkommen und danach nicht mehr. Jeder Zweite allerdings, der ein Mal eine Depression erlebt hat, wird auch weitere Depressionen erleben. Man spricht von einer rezidivierenden Depression. Und dann gibt es natürlich auch eher chronisch verlaufende Depressionsformen.

In der offiziellen Krankheitsklassifikation der WHO geht man tatsächlich etwas mechanistisch vor. Da gibt es ein Zeitkriterium: 14 Tage müssen die Symptome vorhanden sein. Und die Anzahl der vorhandenen Symptome wiederum gibt den Schweregrad vor. Das ist die Art und Weise, wie die WHO eine Diagnosestellung empfiehlt. Es wird in der Tat sehr kontrovers diskutiert, inwieweit man solch eine Diagnoseschablone so starr anwenden kann. Für mich persönlich zählt, wie sehr sich jemand verändert und wie sehr er sich beeinträchtigt fühlt. Auch das sollte man als Kriterium hinzunehmen, um eine Depression letztlich von einer nicht krankhaften Traurigkeit oder einer anders gearteten Krise zu unterscheiden.

Jedem, der in eine Depression zu rutschen droht oder schon mittendrin ist, rate ich, zu einem Facharzt zu gehen und sich dort professionell helfen zu lassen. Es ist immens wichtig, dass jemand von außen dir Dinge sagt, die ein anderer, dir Nahestehender niemals sagen würde. Da wird auch mal der Finger in die Wunde gelegt. Für mich war das extrem wichtig. Die Therapie hat mir die Augen geöffnet und mir ganz viel über mich selbst beigebracht. Ich lernte, mich meinem Vater gegenüber abzugrenzen, mich selbst zu schützen, mich von ihm nicht komplett in die Depression hineinziehen zu lassen. Dazu wurden mir unfassbar viele Fragen gestellt. Eine Psychotherapie basiert ja im Grunde nur auf Fragen, die dir gestellt werden und die du für dich selbst beantworten musst. Du wirst gezwungen, dich mit dir und deiner Gefühlswelt auseinanderzusetzten. In welchen Momenten geht es dir so? Was ist vorher passiert, wenn du dich genauso fühlst, wie du dich gerade fühlst? Eine Therapie ist die Auseinandersetzung mit sich selbst. Ich weiß heute zum Beispiel, dass ich mir zwischendurch meine Inseln schaffen muss, in denen ich durchatmen kann. Zwischen meinen verschiedenen Jobs, die mir alle sehr viel Spaß machen und viel Freude bereiten, brauche ich Pausen, die ich für mich allein nutzen kann. Ich muss die Tür zumachen können und mich ein wenig auf mich selbst besinnen. Ständig Menschen um mich zu haben, ertrage ich auf lange Zeit nicht. Ich brauche Zeit für mich und achte auch darauf, dass ich diese Zeit bekomme. Ich brauche meine eigenen vier Wände und einen eigenen Ort der Ruhe und der Sicherheit. Wenn man solche Dinge über sich weiß, dann kann man auch besser auf sich achten. Die Gefahr, jemals wieder so tief in eine Depression zu rutschen, ist meines Erachtens bei mir nicht besonders groß, aber es gibt natürlich diese Täler, weil ich schlicht und ergreifend anfällig dafür bin. In meinem Fall gibt es sicherlich eine genetische Disposition, davon bin ich überzeugt. Man weiß heute, dass sich eine solche Disposition nicht zwingend bemerkbar machen muss. Nicht jeder, der sie in sich trägt, muss auch an einer Depression erkranken. Und trotzdem kann in der Genetik eine bestimmte Veranlagung für diese Krankheit angelegt sein.

Bei mir wird eine Depression mit großer Wahrscheinlichkeit niemals den Beruf betreffen, da funktioniere ich einwandfrei. Ich bin, was das angeht, extrem pflichtbewusst, professionell, wie eine Maschine. Aber in meinem Privatleben bin ich das Gegenteil, da baue ich mir meine Welt, wie sie mir gefällt, und es kann eben auch vorkommen, dass ich anfange, meine Freunde zu belügen. Ich erfinde dann Ausreden, warum ich bestimmte Einladungen absagen muss oder für ein Treffen nicht zur Verfügung stehe. »Ich bin nicht da, ich kann nicht, ich muss dies noch machen, ich muss jenes noch machen.« Allein um jeglicher Gefahr vorzubeugen, habe ich ein, zwei enge Freunde von mir eingeweiht. Ich habe ihnen gesagt: »Wenn ich dir über einen längeren Zeitraum erzähle, dass ich nie da bin, nie Zeit habe, keine Verabredungen treffen kann, dann hinterfrage das bitte und setz mich auf den Pott! Vielleicht erzähle ich dir Mist …« Und tatsächlich gab es schon mal eine Phase, in der ich wieder begann, mich aus allem herauszuziehen und einzuigeln. Eine dieser Freundinnen hat das bemerkt und mich gleich am Schlafittchen gepackt und da rausgezogen. Dadurch, dass ich darüber mit einigen wenigen Leuten gesprochen habe, natürlich nur ganz engen Vertrauten, habe ich mir einen kleinen Sicherheitsgurt angelegt. Aber diesen Sicherheitsgurt gibt es nur, wenn man mit Leuten offen spricht. Wie soll dir jemand helfen, wenn niemand von deinen Problemen weiß? Deshalb ist es so wichtig, über diese Krankheit ehrlich und offen zu reden. Während man sich selbst noch einredet, dass man sich eine kleine Pause absolut verdient hat, dass man selbstverständlich ein paar Tage auf der Couch sitzen oder stumpf vor dem Fernseher hocken darf, bemerkt eine außenstehende Person schon sehr schnell, dass etwas nicht stimmt. Die einen sollten offener über ihre Depression sprechen und die anderen sollten noch genauer hinhören und sich nicht allzu schnell abwimmeln lassen.

Deshalb ist es mir so wichtig, dass meine Freunde auf mich aufpassen. Denn ich weiß, ich werde mein Leben lang immer wieder damit zu tun haben. Aber allein, dass man darüber redet und sich mit anderen austauscht, hilft enorm. Erstens hat man nicht mehr das Gefühl, man steht allein mit seinen Problemen da. Zweitens kann man von den Erfahrungen der anderen profitieren. Selbst dann, wenn wie im Fall unserer Familie die Depression über den Menschen gesiegt hat.

»Du hast es sogar noch einmal geschafft, deinen Vater von einer Langzeittherapie zu überzeugen. Ich habe das nicht geschafft.«

»Das war nach seinem ersten Selbstmordversuch. Ich habe dafür aber auf ihn einreden müssen wie nichts Gutes.«

DER ERSTE VERSUCH

Im Jahr 2009 versuchte mein Vater das erste Mal, sich das Leben zu nehmen. Er wurde zum Glück noch rechtzeitig gefunden – wobei sich das »zum Glück« nur auf uns, seine Familie, bezieht. Er selbst war gar nicht glücklich darüber, dass er gerettet wurde. Er machte uns gegenüber sehr deutlich, wie enttäuscht er darüber war, dass es nicht geklappt hatte. Und er machte klar, dass er, sobald er dazu in der Lage wäre, es wieder versuchen würde. Er hat es uns regelrecht übel genommen, dass wir ihn nicht haben gehen lassen. Das war unser Zwiespalt: Auf der einen Seite bist du selbst glücklich, dass dein Vater noch rechtzeitig gefunden wurde, auf der anderen Seite signalisiert er dir, dass das für ihn das Schlimmste war.

Nach einem Selbstmordversuch kommt jeder Lebensmüde automatisch in die geschlossene Abteilung eines Krankenhauses. Für meinen Vater muss diese Erfahrung fürchterlich gewesen sein. Unter Tränen rang er uns das Versprechen ab, dass wir es nicht zulassen würden, ihn jemals wieder in eine geschlossene Station einweisen zu lassen. Geschlossene Station heißt natürlich nicht, dass die Patienten dort eingesperrt oder ans Bett gefesselt wären. Das sind meist Vorstellungen, die die Menschen aus Hollywoodfilmen haben. Als ich meinen Vater dort auf dieser Station besuchte, gingen wir auch draußen im Park miteinander spazieren. Man kann sich diese Abteilung vielleicht wie die Intensivstation eines Krankenhauses vorstellen. Hier steht der Patient unter stärkerer Beobachtung, Besucher müssen klingeln, wenn sie die Station betreten wollen, aber ansonsten ist es eine ziemlich normale Krankenstation. Und doch war die geschlossene Abteilung für jeden von uns eine beklemmende Erfahrung – vielleicht weil es die direkte Folge seines Selbstmordversuchs war. Nach circa zwei oder drei Wochen, die er stationär blieb, war diese schreckliche Episode beendet. Aber die Frage, die sich nun anschloss, lag auf der Hand: »Was passiert jetzt?« Die ganze Familie überlegte fieberhaft, wie wir für die Zeit nach der Klinik ein Sicherheitsnetz spannen könnten, sodass mein Vater nicht sofort einen erneuten Versuch unternehmen würde, sich das Leben zu nehmen. Wir zermarterten uns das Hirn, zogen Erkundigungen ein, telefonierten herum. Ich befragte auch die Ärzte, die dort in der geschlossenen Abteilung für meinen Vater zuständig waren. Was gibt es für Therapien? Was gibt es für Möglichkeiten? Ich ließ mir Tipps und Adressen geben, die ich nach und nach abtelefonierte. Nach vielen Gesprächen tat sich die Möglichkeit einer Langzeittherapie im Münsterland auf, also nicht allzu weit weg von unserer Heimatstadt. Und tatsächlich gelang es mir, meinen Vater von dieser Langzeittherapie zu überzeugen. Wie genau ich das geschafft habe, kann ich heute gar nicht mehr sagen. Ich redete nur immer wieder auf ihn ein, bis er irgendwann in die Therapie einwilligte. Natürlich war nicht sofort ein Platz für meinen Vater frei, sodass er erst noch einmal nach Hause musste. Aber es ging erstaunlich schnell – auch auf Druck eines der Ärzte, der sich sehr für meinen Vater einsetzte. Alle zogen damals an einem Strang. Nach nur wenigen Wochen startete mein Vater seine erste stationäre Langzeittherapie. »Langzeit« heißt in diesem Fall drei Monate, denn die Krankenkassen übernehmen genau diese zwölf Wochen – danach ist Schluss. Völlig unabhängig von dem Gesundheitszustand des zu Therapierenden. Ich brauche wohl nicht zu erwähnen, was ich davon halte …

Dr. Mazda Adli:

In der Psychiatrie und Psychotherapie ist die Behandlung – ambulant oder stationär – so lang, wie sie sein muss. Aber manches Mal setzen die Krankenkassen ein zeitliches Limit. Deswegen gibt es auch viele Streite mit den Krankenkassen. Der Super-GAU für eine Krankenkasse ist natürlich, wenn sie die Übernahme der Kosten für eine Therapie verweigert und sich der Patient danach das Leben nimmt.

Um meinen Vater während seiner Therapie zu besuchen und zu unterstützen, fuhr ich regelmäßig in die Klinik, die immerhin ein paar hundert Kilometer entfernt von meinem Wohnort lag. Es war erkennbar, wie gut es ihm dort ging und wie positiv sich die Therapie auf ihn auswirkte. Er wirkte ausgeglichener und zufriedener. Die Therapie verlieh seinen Tagen wieder Struktur. Jeden Tag gab es überschaubare Aufgaben zu bewältigen und feste Termine einzuhalten. Dazu gehörte auch regelmäßiger Sport, an dem mein Vater endlich wieder »Spaß« hatte. Allein dieses Wort: Spaß Das war aus seinem Mund völlig neu. Ich hatte das erste Mal seit vielen Jahren das Gefühl, dass es ihm besser ginge. In einer Langzeittherapie muss man jeden Tag zu bestimmten Zeiten an bestimmten Orten sein, um dort bestimmte Dinge zu tun. Dieser geregelte Tagesablauf tat ihm gut. Wenn ich hinfuhr, um ihn zu besuchen, gingen wir viel spazieren. Alles bekam nahezu Normalität. Ich fuhr in dieser Zeit immer mit einem richtig guten Gefühl von dort weg. Vielleicht kriegten wir das ja doch alles wieder hin.

Ich war voller Hoffnung. Kurz vor Weihnachten entschieden dann die Ärzte, dass mein Vater etwas frühzeitiger aus der Langzeittherapie entlassen werden sollte. Eigentlich hatte er seinen Therapieplatz noch bis in den Januar hinein, doch die Ärzte entschieden, dass er schon vor den Feiertagen entlassen werden könne. Als mir einer der Ärzte das Ende der Therapie verkündete, fragte ich ihn, ob er das jetzt wirklich ernst meine. Die Begründung lag für ihn auf der Hand: »Wenn wir ihn vor Weihnachten entlassen, ist er über die Feiertage zu Hause.« Fassungslosigkeit übermannte mich. Welches Zuhause meinte dieser Arzt? Mein Vater lebte allein. Für mich war klar: Wenn er zu sich nach Hause kommt, wird er die Rollläden runterlassen, sich wieder einschließen und alles fängt von vorne an. All die Fortschritte, die er bis dahin in der Langzeittherapie gemacht hatte, würden verpuffen. Er war noch nicht stabil genug. Er war noch nicht so weit, dass er sich allein zu Haus motivieren konnte, etwas für sich zu tun. Zumindest für eine weiterführende ambulante Therapie direkt im Anschluss wäre das wichtig gewesen. Stattdessen wollten diese Experten einen schwer depressiven Menschen kurz vor den Feiertagen allein in sein Appartement entlassen. Ich fand dafür keine Worte. Ich war einfach nur sauer. Ich war so wütend auf das System, auf die Krankenkassen, auf die Ärzte. So unfassbar wütend wie selten zuvor. Klar weiß auch ich, dass die Kliniken über Weihnachten personell nicht gut besetzt sind. Natürlich haben die ein Interesse daran, die Patienten nach Hause zu entlassen, die sowieso kurz vor Ende ihrer Therapie stehen. Und wahrscheinlich haben sie sogar geglaubt, dass mein Vater stabil genug wäre. Das allerdings war eine Fehleinschätzung. Sie entließen meinen Vater wie geplant kurz vor Weihnachten nach Hause und gaben ihm die Adresse einer

Therapeutin mit, die er im Anschluss aufsuchen sollte. Vielleicht hat er diese Frau sogar angerufen, vielleicht hat er sie sogar getroffen. Aber ganz offensichtlich beschloss er, dass ihm diese Therapeutin nicht helfen könne. Wieder einmal blieb mein Vater ohne Therapie.

Auch an diesem Weihnachtsfest fuhr ich natürlich zu ihm. Die Feiertage verbrachte ich bei meiner Mutter, ich war vor Ort. Ich fuhr bei seiner Wohnung vorbei und klingelte. Doch er ließ mich nicht hinein. Es war nicht das erste Mal, dass er mir nicht die Tür öffnete, doch dieses Mal war es für mich besonders schlimm, weil ich kurz zuvor noch so hoffnungsvoll gewesen war. Per SMS hatte ich meinen Besuch bei ihm angekündigt, also stand ich nun vor seiner Tür und klingelte. Keine Reaktion. Ich habe geklingelt und geklingelt. Aber niemand öffnete die Tür. Ich fuhr zurück zu meiner Mutter und war am Boden zerstört und zutiefst getroffen. Wir saßen gerade mit meinen Brüdern zusammen im Wohnzimmer, als irgendjemand im Garten etwas bemerkte. Ein Geräusch, einen Schatten – ich weiß es nicht mehr. Als wir nachsahen, lag dort ein Brief für mich vor dem Wohnzimmerfenster. Auf dem Umschlag mein Name. Darin entschuldigte sich mein Vater bei mir; es tue ihm furchtbar leid, dass er die Tür nicht habe öffnen können. Er schrieb, dass er mich über alles liebe. Ich bin in Tränen ausgebrochen. Er hatte tatsächlich in seiner Wohnung gesessen, hatte gesehen, dass ich vor der Tür stand, und hatte mich ganz bewusst nicht in seine Wohnung gelassen. Eine ganz bewusste Entscheidung. Es war ihm in dieser Situation nicht möglich gewesen, mich hineinzulassen. Wir standen wieder ganz am Anfang.

Die Langzeittherapie hatte meinen Vater stabilisiert und etwas aufgebaut, aber nach dem verfrühten Ende verfiel er schnell wieder in seine alten Muster. Ich will jetzt gar nicht auf diesen zwei Wochen herumreiten, die mein Vater früher entlassen wurde. Auch nach den vollen zwölf Wochen wäre er wahrscheinlich noch nicht stabil genug gewesen. Und spätestens dann hätte die Krankenkasse nicht mehr gezahlt. Wenn es in meiner Macht gestanden hätte, dann hätte ich die Fortsetzung der Langzeittherapie sogar privat bezahlt, aber diese Möglichkeit gab es nicht. Es ist doch absurd, dass nach so und so vielen Wochen automatisch jede Langzeittherapie beendet wird. Das kann nicht im Sinne der Erkrankten sein. Mich macht es noch heute wütend, wenn ich darüber nachdenke. Damals kam ich mir nur alleingelassen vor. Die zunächst erkennbaren Therapieerfolge meines Vaters waren sofort wieder verschwunden. Er ging nicht einmal mehr zur ambulanten Therapie, und nach kurzer Zeit war die Situation wie zuvor. Das Jahr danach war, im Nachhinein betrachtet, nicht anders als die vorangegangenen. Meinem Vater ging es wieder schlechter, er zog sich wieder in sich zurück, und wir kämpften weiter gegen Windmühlen.

»Für Thomas war der Freitod in diesem
Stadium die einzige Lösung.«

»Lösung und Erlösung.«

»Und ich habe immer gehofft, er würde die
Lösung auf dieser Seite finden.«

DAS ENDE

Im Grunde haben wir es alle irgendwann geahnt. Es würde keine Heilung geben. Es lief auf das Unvermeidliche hinaus. So sehr wir uns auch dagegen stemmten, im Endeffekt waren wir machtlos. Im März 2011 standen plötzlich die Möbel meines Vaters vor seinem Haus auf dem Bürgersteig. Meine Mutter fuhr täglich auf dem Weg zur Arbeit an seiner Wohnung vorbei, morgens und abends. Und selbstverständlich streifte ihr Blick jedes Mal das Haus, in dem seine Wohnung war. »Und dann sah ich diese Gegenstände vor der Tür stehen. Ich dachte: Komisch, das sind doch Thomas' Möbel.« Sie rief meine Brüder an und bat sie, bei unserem Vater nach dem Rechten zu sehen. Ihre Rückmeldung war mehr als verstörend. Die gesamte Wohnung war leergeräumt und von unserem Vater fehlte jede Spur. Spätestens ab diesem Moment haben wir es geahnt. Mein Vater hatte seine Wohnung geräumt und war verschwunden. Er hatte keine Nachricht hinterlassen, niemandem Bescheid gesagt. Er wollte nicht gefunden werden. Was aber passieren würde, wo er war, blieb unserer Fantasie überlassen. Meine Mutter hatte die irrwitzigsten Gedanken. »Ich dachte, dass er vielleicht irgendwo ein neues Leben anfängt. Vielleicht lässt er ja alles hinter sich und fängt noch mal von vorne an. Diese Hoffnung hatte ich – völlig bescheuert.« Die Hoffnung stirbt bekanntermaßen zuletzt. Meine Mutter ahnte natürlich, dass mein Vater einen anderen Plan verfolgte, aber sich diesen Gedanken zu stellen, war um einiges schwieriger als die Vorstellung, dass er an einem anderen Ort noch einmal neu anfangen könnte. Natürlich versuchten wir alle immer wieder, meinen Vater auf seinem Handy zu erreichen, aber es blieb ausgeschaltet. Mein Vater war nicht mehr erreichbar, und bald gingen wir alle davon aus, dass er das Handy vermutlich weggeschmissen hatte.

Meine Mutter hat einen Bekannten im Freundeskreis, der bei der Kriminalpolizei arbeitet. Sie zog ihn damals ins Vertrauen, sagte ihm, dass sie sich große Sorgen mache, und fragte, ob es etwas gebe, dass die Polizei tun könne. Natürlich konnte die Polizei nichts tun. Mit welcher Begründung? Mein Vater hatte sich nichts zuschulden kommen lassen, er hatte nichts verbrochen, er war ein freier Mann. Die Polizei konnte nicht nach ihm suchen.

Ehrlicherweise muss ich sagen, dass es eine Möglichkeit gegeben hätte, offiziell nach meinem Vater fahnden zu lassen. Wir haben auch über diese Möglichkeit geredet und sie verworfen. Wir hätten angeben müssen, es bestehe Gefahr für Leib und Leben, dann hätte man ihn tatsächlich suchen können, aber dann wäre er bei Auffinden direkt wieder zwangseingewiesen worden. Wir hatten ihm aber doch hoch und heilig das Versprechen gegeben, dass er nie wieder auf eine geschlossene Station müsse. Respekt ist, glaube ich, dafür das richtige Wort. Die Entscheidung, ihn nicht suchen zu lassen, entstand aus Respekt vor ihm. Es war klar: Wenn sie ihn finden, dann geht die Maschinerie wieder los. Egal, wie groß deine Angst um diesen geliebten Menschen ist, wir waren ihm das schuldig. Es war seine Bitte, sein ausdrücklicher Wunsch, und wir wollten unser Versprechen nicht brechen. Es war vielleicht die schwerste Entscheidung unseres Lebens. Mein Vater hatte immer wieder gesagt, irgendwann würde er seinem Leben ein Ende setzen. Wenn er es nicht in dieser Woche getan hätte, dann vielleicht zwei Monate später. Wenn er es wirklich geplant hatte, würde er es auch tun. Davon waren wir überzeugt. Er wollte ja nicht gefunden werden. Er hätte auch einen Brief hinterlassen können. Einen Hinweis. Er hatte es nicht getan. Also ließen wir die Dinge geschehen, so unglaublich schwer es uns auch fiel.

Nach drei Wochen ohne ein Lebenszeichen von meinem Vater klingelte es an einem frühen Sonntagmorgen im April 2011 bei meiner Mutter an der Haustür. »Es war zwischen fünf und sechs Uhr. An einem Sonntag. Natürlich beschlich mich gleich dieses unheilvolle Gefühl. Ich öffnete das Fenster und sah hinaus. Da standen zwei Herren in Zivil – und mein erster Gedanke war sofort: Es ist passiert.« Für meine Mutter muss sich die Überbringung der Todesnachricht wie ein schlechter Film angefühlt haben. Nachdem sie die beiden Männer hineingebeten und ihnen Platz angeboten hatte, sagten die Polizisten, dass sie von Kollegen aus Dänemark benachrichtigt worden seien, dass ihr Mann tot aufgefunden worden sei. Eine unwirkliche Situation. Sie wurde noch gefragt, ob sie jetzt allein gelassen werden könne. »Es wird schon gehen«, hat sie gesagt.

Mein Vater war nach Dänemark gereist – das Land, mit dem unsere Familie seit Jahrzehnten eng verbunden ist. Seit ich geboren wurde, kann ich mich kaum an ein Jahr erinnern, in dem ich nicht in Dänemark war. Mein Vater hatte sich vor Ort eine Ferienwohnung genommen, sich drei Wochen dort aufgehalten und kurz vor seiner angegebenen Abreise das Leben genommen. Er hatte alles minutiös geplant, seinen Tod, sogar seine Beerdigung, einfach alles. Sein letzter Wunsch war es, in Dänemark beerdigt zu werden. Er hatte seine eigene Beisetzung vorab organisiert und bereits angezahlt. Vor Ort verbreitete er, dass er schwer krank sei und dass es durchaus im Bereich des Möglichen liege, dass er bald versterbe. Meiner Mutter hatte er einen Brief geschrieben, den er abschickte, kurz bevor er aus dem Leben schied. Dieser Brief kam am Montag an. »Er ist am Samstag gestorben und am Montag bekam ich seine Post. Da lag wirklich auch noch so ein Sicherheitstag dazwischen, dass ich keine Chance haben würde, ihn rechtzeitig zu finden. Er schrieb, dass er anonym beigesetzt werden möchte, und bat mich, den Rest der Beerdigung zu bezahlen. Und er schrieb, dass ich euch Kindern sagen solle, es hätte nichts mit euch zu tun, er würde euch unendlich lieben. Und mich auch. Aber er möchte nicht mehr auf dieser Welt bleiben.« Es war wirklich alles bis ins Detail durchdacht. Mein Vater und seine Pläne …

Auch wenn er bereits anonym beerdigt wurde, so war für uns klar, dass wir alle als Familie Abschied nehmen wollten. Ich war als Erste schon ein paar Tage vor den anderen vor Ort und traf mich mit den Menschen, mit denen er zuletzt Kontakt hatte. Ließ mir erzählen, dass er fast täglich auf einen Kaffee und einen Schwatz im Büro der Ferienhausvermietung vorbeischaute. Man kannte ihn, man mochte ihn. Alle waren sehr bestürzt über seinen Tod. Ich traf mich mit einem Vertreter der lokalen Kirche, um mir zeigen zu lassen, wo genau auf dieser wunderschönen grünen Wiese, die auf dem Friedhof für anonyme Bestattungen vorgesehen ist, er beerdigt wurde. Die Stelle markierte ich mit einer Muschel, um sie meiner Familie ein paar Tage später zeigen zu können. Meine Ferienwohnung wählte ich bewusst in dem Haus, in dem mein Vater seine letzten Tage verbracht hatte. Ich wollte den gleichen Blick aus dem Fenster haben wie er.

Wenn ich mir diese letzten drei Wochen meines Vaters vor Augen führe, scheint es mir, als ob er ein letztes Stimmungshoch gehabt hätte. Seine Entscheidung war bereits gefallen. Offenbar gibt es noch einmal dieses eine Hoch, bevor sich ein depressiver Mensch das Leben nimmt. Wenn die Menschen beschließen, aus dem Leben zu gehen, ab diesem Moment, wo sie sich sicher sind, dass sie es tun werden, blühen sie noch einmal richtig auf, weshalb das Umfeld oftmals gerade am Ende noch Hoffnung schöpft. Im Endeffekt existiert dieses Hoch nur, weil die Lebensmüden wissen, dass sich ihr sehnlichster Wunsch bald erfüllt. Es ist die pure Vorfreude. Für uns, die wir zurückbleiben, unwirklich und unverständlich.

In jedem Buch, das ich gelesen habe, habe ich etwas zu diesem Thema wiedergefunden. Und das erklärt auch, warum mein Vater sich in den letzten Wochen seines Lebens verhielt, wie wir ihn über Jahre schon nicht mehr erlebt hatten. Alle, die ihn in dieser Zeit getroffen haben, beschrieben ihn als jemanden, der voll bei sich war, ganz geerdet und normal, der mitlachen konnte und jederzeit für einen Plausch zu haben war. Wie gern hätte ich ihn noch einmal so erlebt.

Dr. Mazda Adli:

Manchmal gibt es das Phänomen bei Menschen, die die Absicht haben, Suizid zu begehen, dass sie ganz ruhig werden, sobald sie ihren Tod geplant haben. Dass eine Anspannung abfällt. Dass sie euphorisch werden, ist etwas ungewöhnlicher. Bei solchen Schilderungen muss man darüber nachdenken, ob nicht vielleicht eine manisch-depressive Erkrankung vorgelegen hat, eine bipolare Störung, bei der plötzlich auch manische Symptome aufgetreten sind, wie zum Beispiel vermehrte soziale Aktivität, Umtriebigkeit, Euphorie. Patienten mit manisch-depressiven Erkrankungen haben übrigens ein noch etwas höheres Suizidrisiko als unipolar-depressive Menschen. Es gibt dabei auch Menschen mit gemischten Episoden, die manische und depressive Symptome gleichzeitig haben. In solchen Phasen existiert noch einmal ein besonders erhöhtes Suizidrisiko.

Für jeden von uns war es eine unendlich schwere Zeit. Jeder nahm dabei anders Abschied und ging anders mit den Geschehnissen um. Ich spüre zum Beispiel seither eine noch engere Bindung zu Dänemark und zu genau diesem einen Ort. In den Folgejahren bin ich sehr oft dorthin gefahren, habe mich auf den Friedhof gesetzt und angefangen mit meinem Vater zu reden. Es gibt ja keinen Grabstein, sondern nur eine Wiese, auf der er begraben wurde. Zwei bis drei Mal im Jahr reise ich dorthin. Manchmal mache ich eine Woche Urlaub und gehe nur an einem Tag ganz gezielt auf den Friedhof, lege ein paar Muscheln hin. Einfach, um ihm nah zu sein. Ich suche die Nähe, andere meiden sie. Meine Mutter war zum letzten Mal am Tag unseres Abschieds vor Ort. »Ich bin alle Stellen abgelaufen, die wir irgendwann einmal zusammen erkundet hatten. Wir waren ja jahrelang da, immer wieder. Ich habe auch mit ihm gesprochen und ihn angeschrien, wieso er sich einfach so vom Acker gemacht hat. Danach konnte ich nicht mehr dorthin fahren. Das hat bei mir noch sehr lange nachgewirkt.« So wie ich meinem Vater in Dänemark nah bin, braucht meine Mutter keinen bestimmten Ort. Sie ist ihm nahe, wenn sie in der Natur ist. Sie geht beispielsweise wandern, wie sie es mit ihm immer gern getan hat. »Ich bin letztes Jahr den Eifelsteig gelaufen und davor den Rothaarsteig; da bin ich dann tagelang unterwegs. Das sind Momente, in denen ich mit ihm rede. Da sage ich dann schon mal: Das ist so ein Mist, dass du hier nicht dabei sein kannst, das hättest du dir auch anders überlegen können … Wir waren unglaublich gerne in der Natur. Das waren immer wunderbare Momente.« Mittlerweile kann meine Mutter sich an diese Momente erinnern, ohne voller Trauer zu sein. »Erinnerungen, wenn ich irgendwie ein Lied höre, das wir schön fanden, oder wenn ich irgendwo bin, wo wir zusammen waren.« Die Zeit half uns allen, Erinnerungen zuzulassen, ohne dass uns direkt die Tränen überkommen. Der akute Schmerz ließ nach, die Traurigkeit blieb. Der normale Trauerprozess. Im vergangenen Jahr hätte meine Mutter die Gelegenheit gehabt, mit einem meiner Brüder nach Dänemark zurückzukehren. Sie hat es nicht gemacht. »Ich möchte lieber allein hinfahren. Ich denke, dann kann ich meinen Frieden damit schließen. Ich werde das jetzt in Angriff nehmen. Jetzt bin ich so weit, dass ich das kann – glaube ich jedenfalls.« Meine Mutter wäre so gern mit meinem Vater alt geworden. Doch die Depression hat den Traum vom gemeinsamen Ruhestand zunichtegemacht.

Wir sind Evangelen. In meiner Kindheit verband unsere Familie viel mit der Kirche, und ich mochte all die Traditionen, die durch die Kirche geprägt sind. Mein Vater trat irgendwann aus der Kirche aus, weil er mit der Institution als solcher nichts anfangen konnte. Ich bin heute auch kein regelmäßiger Kirchgänger mehr, kann die Schwierigkeiten, die mein Vater mit der Institution Kirche hatte, absolut nachvollziehen. Und trotzdem glaube ich daran, dass da etwas ist. Ich bin fest davon überzeugt, dass da irgendetwas ist, das über das hinausgeht, was wir meinen zu wissen. Ich habe Situationen in meinem Leben erlebt, in denen ganz sicher jemand auf mich aufgepasst hat, in denen ich knapp am Tod vorbeigeschrammt bin. Da muss jemand schützend seine Hand über mich gehalten haben, anders sind diese Dinge für mich nicht zu erklären. Aus diesem Grund bin ich auch der festen Überzeugung, dass mein Vater jetzt an einem guten Ort ist. Ich kann diesen Ort nicht näher beschreiben. Ich glaube einfach, dass es einen Ort gibt, an dem es den Menschen, die aus unserem Leben gegangen sind, gut geht. Ich kann und will mir einfach nicht vorstellen, dass da nach dem Tod nichts mehr ist. Mich tröstet die gleiche Überzeugung wie meine Mutter: Meinem Vater geht es jetzt besser. Sein Leben war für ihn nicht mehr lebenswert. Seine Krankheit tötete jede Lebensfreude in ihm. Von daher kann es jetzt nur besser sein für ihn. Daran glaube ich, das ist meine Brücke.

Dr. Mazda Adli:

Ich würde mir wünschen, dass wir viel mehr Präventionskonzepte entwickeln. Depression ist eine Volkskrankheit, sie betrifft jede vierte Frau, jeden achten Mann irgendwann einmal im Leben. Diese Häufigkeit zeigt, dass es entscheidend wäre, einen Public-Health-Ansatz zu Depressionen zu entwickeln. Zur Prävention gehört konkret: Wie kann depressionsauslösender Stress vermieden werden? Das ist in der Regel chronischer Stress. Wie kann damit ein Umgang geschaffen werden? Wie kann Früherkennung noch verbessert werden?

Zum anderen wünsche ich mir, dass der Weg in eine Behandlung noch leichter wird. Dass sowohl der Hausarzt besser und zügiger zum Facharzt vermitteln kann, wenn er Unterstützung braucht. Und dass der Weg in eine Richtlinienpsychotherapie kürzer wird. Hier besteht dringender Reformbedarf.

Und noch ein vierter Punkt: Wir sind zwar schon ein gutes Stück vorangekommen, was die Enttabuisierung von Depressionen anbelangt, aber wir sind noch lange nicht dort, wo wir sein wollen. Noch immer fällt es schwer, über psychische Erkrankungen zu sprechen, noch immer fällt der Gang zum Arzt aufgrund von psychischen Problemen schwer und noch immer werden psychische Erkrankungen anders angesehen als körperliche Erkrankungen. Ich wünsche mir, dass Depressionserkrankungen endlich ihr Stigma verlieren.

»Mama, kannst du nachvollziehen, dass ich nach seinem Tod auch erleichtert war?«

»Ich kann das wirklich gut nachvollziehen, glaub mir, Nova.«

SCHULDGEFÜHLE

Trauern und Abschiednehmen funktionieren nach keinem Schema und schon gar nicht nach einem festen Zeitplan. Jeder muss sich seinen eigenen Gefühlen stellen und sich mit ihnen auseinandersetzen. Womit ich mich sehr lange sehr schlecht gefühlt habe, war das Gefühl der Erleichterung. Neben die ganze Wut und die Trauer mischte sich dieses Gefühl, das sich für mich einfach nicht richtig anfühlte. Ich spürte, dass ich auf eine ganz spezielle Art und Weise auch erleichtert war. Diese ständige Angst, heute klingelt das Telefon, es ist passiert ... Diese Angst begleitete mich über Jahre. Sie macht einen mürbe, sie macht einen fertig. Du bist eigentlich immer in Alarmbereitschaft, heute könnte es so weit sein. In der Zeit, in der es dann auch mir so wahnsinnig schlecht ging, habe ich überhaupt nichts mehr für mich und mein Seelenheil getan. Ich hätte niemandem erklären können, in welcher Verfassung ich mich befand. Also habe ich niemanden an mich rangelassen. Es war eine Zeit, in der ich mit niemandem ausgegangen bin, mich nicht verabredet habe. Ich habe keine neuen Menschen in mein Leben gelassen. Ich wollte das auch gar nicht. Diese Angst und Anspannung, in der ich mich tagein, tagaus befand, hätte ich niemandem erklären können. Und plötzlich war es mit dieser Angst vorbei. Diese ständige Angst um meinen Vater hatte schlagartig ein Ende. Und tief in meinem Innern meldete sich leise das Gefühl, dass ich bereit war, mich wieder um mein eigenes Leben zu kümmern. Dass ich dazu wieder in der Lage war. Bis heute schäme ich mich für dieses Gefühl und eine sehr lange Zeit konnte ich mit niemandem darüber sprechen. Es muss sich völlig absurd anhören für jeden, der nicht in einer vergleichbaren Situation steckt. Und selbst wenn ... Ich wusste bis heute nicht einmal, ob meine Mutter dieses Gefühl der Erleichterung nachvollziehen könnte. Es ist ein schlimmes Gefühl, aber auch ein sehr ehrliches, das sich dort in alle diese Gefühle der Trauer mit einmischte. Diese Angst um jemanden, den man liebt, ist so raumgreifend, dass es erleichternd ist, wenn diese Angst plötzlich nicht mehr da ist. Das ist ganz furchtbar und fühlt sich so falsch an, aber es ist eben auch eine Art Befreiung gewesen. Jetzt konnte ich anfangen zu trauern, versuchen, mit dem Tod klarzukommen, ich konnte wütend und verzweifelt sein, aber ich konnte auch wieder anfangen zu leben, weil ich nicht mehr tagtäglich mit der Angst um meinen Vater beschäftigt sein würde. Und das hat nichts damit zu tun, dass man erleichtert darüber ist, dass dieser Mensch nun tot ist. Das trifft es überhaupt nicht. Es ist die pure Verzweiflung, aus der heraus man solche Gedanken und Gefühle entwickelt Das ist auch nicht steuerbar. Und trotzdem habe ich mich für diese Gedanken gehasst.

Was auch zurückbleibt, sind die Schuldgefühle, die meine Familie und ich bis heute mit uns herumschleppen und die uns sicher auch unser ganzes Leben begleiten werden. Zwar hat inzwischen jeder von uns irgendwie seinen Frieden mit dem Freitod meines Vaters gemacht, trotzdem kommt der Gedanke »Hätte ich nicht doch noch irgendetwas tun können?« immer mal wieder in uns hoch. Dieser Gedanke lässt dich einfach nie los. Meine Mutter ist sich bis heute nicht im Klaren darüber, ob es richtig war, sich von meinem Vater zu trennen. »Ich habe damals von unterschiedlichen Seiten den Rat bekommen, mich selbst zu retten. Aber hätte Thomas sich auch das Leben genommen, wenn wir zusammengeblieben wären? Hätte er es dann auch gemacht?« Auf diese Frage gibt es keine Antwort. Vielleicht Ja, vielleicht Nein. Tatsache ist, dass mein Vater nicht mehr leben wollte. Und wir Hinterbliebenen müssen lernen, mit unseren Entscheidungen von damals und unseren Selbstzweifeln zu leben.

Bei mir steckt noch ein anderes Schuldgefühl im Bauch: Du bist nicht gut genug gewesen, dass er dableiben wollte. Mein Kopf weiß, dass das eine mit dem anderen nichts zu tun hat. Aber in meinem Bauch steckt dieses Gefühl und will nicht verschwinden. Vielleicht war ich nicht gut genug, vielleicht nicht informiert genug. Es ist dieses schreckliche Gefühl von Versagen, das mich noch immer begleitet. Nicht jeden Tag, aber immer mal wieder.

Mir hat ein Gespräch ein paar Jahre nach dem Tod meines Vaters sehr geholfen. Ich war in einer Fernsehsendung zu Gast, in der es um das Thema Depression ging. Ein Mitglied der Talkrunde war ein Mann, der zu dem Zeitpunkt circa 40 Jahre alt war, Vater von drei kleinen Kindern und verheiratet. Er erzählte, dass er schwer depressiv gewesen sei, versucht habe, sich das Leben zu nehmen, und es danach aber geschafft habe, sich aus dem ganzen Sumpf herauszuziehen. Nach der Sendung ergriff ich die Gelegenheit, mich mit diesem Mann in Ruhe in eine Ecke zu setzen und ihn zu fragen: »Wie kannst du dir das Leben nehmen wollen, wenn du drei kleine Kinder hast und eine Frau, die dich liebt? Wie kannst du dann diesen Wunsch haben zu gehen?« Ich habe genau das meinen Vater zum Schluss so oft gefragt. »Wie kannst du sagen, dass du gehen willst? Du hast hier vier Kinder, wir lieben dich alle abgöttisch. Wie kannst du gehen wollen?« Und er hat immer gesagt: »Das reicht nicht. Ich weiß das alles, aber das reicht nicht.« Und jetzt hatte ich die Chance, diesem Mann diese Frage zu stellen, der in einer ansatzweise vergleichbaren Situation war. Seine Antwort hat mir sehr geholfen: »Weißt du, ich gehe davon aus, dass all das, was Emotionen und Empathie ausmacht, dass das alles von dieser Krankheit kaputtgemacht wird. In dem Moment, wo ich mir das Leben nehmen wollte, habe ich keine Liebe mehr gespürt, ich habe keine Gefühle mehr gehabt, da war nichts mehr. Ich habe meine Frau, ich habe meine Kinder wahrgenommen, aber alles war tot von dieser Depression. Ich kann dir das nicht anders beschreiben.« Er sagte auch: »Verzeih deinem Vater, er hat es nicht mehr gefühlt. Du musst ihm verzeihen, denn das hat die Krankheit aus ihm gemacht.« Endlich konnte mir jemand diese Frage beantworten. Wie es sein kann, dass man sagt, es reicht nicht. Deine Liebe reicht nicht. Das hat mich über all die Jahre total fertiggemacht.

Meiner Mutter hatte ich bis heute, wo wir hier zusammensitzen, noch nicht von dieser Begegnung erzählt. Sie hört heute diese Geschichte zum ersten Mal und sagt: »Das hätte ich gern früher gewusst. Ich habe ja immer versucht, eine Reaktion bei Thomas hervorzurufen mit allem, was mir zur Verfügung stand, mit Wut, mit Liebe, mit Druck, mit Verständnis. Ich wollte ihn wachrütteln und dachte: Irgendwann muss er doch mal aus der Deckung kommen. Kam er aber nicht. Ich habe nicht gewusst, dass das alles gar nicht ankommt. Das zu wissen, hätte mir damals verdammt gut geholfen.« Meine Mutter hatte noch ein anderes Bild, das ihr die Psychotherapeutin an die Hand gab. Die Depression sollte man sich wie eine Mauer vorstellen. Zuerst kann man über diese Mauer noch drübergucken, aber sie wird immer höher. Irgendwann kann man nicht mehr drübergucken, man kann nur noch drüberklettern. Aber das kostet Kraft. Dann wird die Mauer noch höher und man kann weder drübergucken noch drüberklettern. Man ist jetzt komplett eingemauert. So fühlt sich ein depressiver Mensch: eingemauert. »Mit diesem Bild konnte ich mir das ganz gut vorstellen. Aber auch das hätte ich gern vorher gewusst. Bis dahin hatte ich sehr viel Kraft verloren, weil ich immer glaubte, irgendwann müsste er ja mal reagieren und da wieder rauskommen.«

Sicherlich gibt es Menschen, die in einem Fall vergleichbar mit meinem, nach dem Freitod des eigenen Vaters, eine weitere Therapie angeschlossen hätten. Ich entschied mich ganz bewusst dagegen. Aufgrund meiner Erfahrungen aus der ersten Therapie hatte ich das Gefühl, dass ich das für mich allein hinbekommen würde. Viele Dinge hatte ich bereits aufgearbeitet. Schon damals ging es in vielen Gesprächen um das Verhältnis zwischen mir und meinem Vater. Ich hatte von meiner Therapeutin in anderthalb intensiven Jahren das Rüstzeug in die Hand gelegt bekommen um auch diese Zeit durchzustehen. Meine Mutter entschied sich anders. Sie ging nach dem Tod meines Vaters wieder zu ihrer Psychotherapeutin, um mit ihren Schuldgefühlen besser umgehen zu lernen. Auch diesbezüglich ging also jede ihren eigenen Weg. »In der Trauerphase konnte ich mir gar nicht vorstellen, dass ich mich irgendwann an die schönen Seiten unserer gemeinsamen Zeit erinnern würde. Ich fürchtete, mich für immer und ewig nur an die letzten schweren zehn Jahre zu erinnern. Das war eine schreckliche Vorstellung für mich. An dieser Stelle hat mir meine Therapeutin Mut zugesprochen und gesagt, dass es zwar Zeit brauche, dass aber irgendwann auch die guten Tage wieder in meiner Erinnerung stattfinden würden. Ich habe ihr das zunächst nicht geglaubt, aber sie hat recht behalten.«

»Das Schlimmste war, dass sie es so aussehen lassen haben, als wenn ich mit Papas Geschichte hausieren gehe.«

»Und die Leute haben das direkt geglaubt.«

DIE PRESSE

Seit das neue Jahrtausend angebrochen war, lief es bei mir beruflich ziemlich gut. Ich arbeitete bei vier Sendern gleichzeitig und war an mehreren Abenden in der Woche im Fernsehen zu sehen. Trotz des erhöhten Interesses habe ich schon immer meine Hand schützend über mein Privatleben gehalten. Ich machte keine Homestorys, Beziehungen blieben privat und ich tat natürlich alles dafür, dass niemand etwas von der Krankheit meines Vaters mitbekam. Meine Familie konnte nichts für meine Berufswahl. Sie hatte sich nicht dazu entschlossen, ein halbwegs öffentliches Leben zu führen. Das war ich. Für mich stand daher immer an oberster Stelle, meine Familie zu schützen. Teilweise war das ein regelrechter Drahtseilakt. Ich wollte aber auf gar keinen Fall, dass auch nur ein Mitglied meiner Familie dafür büßen müsste, dass ich mir einen öffentlichen Job ausgesucht hatte. Der Kampf zu Hause war groß genug. Ich habe schlichtweg versucht, diesen Bereich so gut zu schützen, wie man ihn nur schützen kann. Als ich diesen Beruf in den 1990er Jahren ergriff, war mir selbst überhaupt nicht klar, was damit einhergehen würde – rote Teppiche, Interviews, öffentliches Interesse. All das spielte in den 1990ern noch überhaupt keine Rolle. Das kam hierzulande erst um einiges später.

Nachdem mein Vater sich das Leben genommen hatte, verstärkte sich mein Schutzmechanismus noch. Wirklich niemand außerhalb unserer Familie und unseres engsten Kreises sollte davon erfahren. Nicht, weil ich mich schämte. Nicht, weil es mir unangenehm war. Einfach, weil es privat war und es uns alle auch ohne eine öffentliche Auseinandersetzung mit dem Thema Kraft genug kostete. Ich war der Meinung, dass mir das auch ganz gut gelang – bis ich eines Tages, es muss ungefähr ein Jahr nach seinem Tod gewesen sein, einen Anruf von einer großen deutschen Illustrierten bekam. In diesem Telefonat wurde ich sehr nüchtern mit der Tatsache konfrontiert, dass man vom Tod meines Vaters erfahren habe und aufgrund der »journalistischen Sorgfaltspflicht« natürlich darüber berichten müsse. Man konfrontierte mich mit einigen Fakten, und es war schnell klar, dass sie einen guten Informanten haben mussten. Dann wurde mir die Pistole auf die Brust gesetzt: »Entweder du äußerst dich jetzt dazu, oder wir schreiben die Geschichte ohne dich. Gedruckt wird sie so oder so.« Man habe natürlich größtes Verständnis, aber auch ich müsse verstehen. Man wisse so wenig über mein Privatleben, diese Geschichte nicht zu bringen, sei keine Option. Ich war geschockt! Woher hatten sie ihre Informationen? Und was sollte ich nun tun? Ich hatte es geschafft, meine Familie über so viele Jahre aus der Öffentlichkeit rauszuhalten, hatte alle Kraft aufgewandt, dass sie in Ruhe gelassen wurden, und jetzt das. Selbst als mein Vater gestorben war, funktionierte ich noch in meinem Beruf, stand weiterhin jeden Tag am Filmset, damit niemand etwas von dem Drama in meiner Familie erfährt. Wenn dann ein Jahr später das Telefon klingelt und dir jemand so zusetzt, fühlst du dich einfach nur vergewaltigt.

Es war nach einem Jahr gerade ein bisschen Gras über die Sache gewachsen. Meine Familie war endlich wieder ein wenig zur Ruhe gekommen. Und ich selbst war weit davon entfernt, dass ich öffentlich darüber hätte reden wollen, sehr weit entfernt, meilenweit. Zu dem Zeitpunkt dachte ich ehrlich gesagt noch, dass ich niemals in der Lage dazu sein würde. Aber mir wurde in diesem Telefonat keine Wahl gelassen. Mir wurde sehr deutlich gemacht: Wenn ich nicht kooperieren würde, dann würde man sich die noch fehlenden Informationen irgendwie anderweitig beschaffen. Ich hatte einfach Angst, dass dort noch tiefer gegraben würde und Aspekte unserer Familiengeschichte ans Tageslicht gezerrt würden, die ich nicht veröffentlicht sehen wollte. Ich rief meine Mutter an, erzählte ihr alles und beriet mich mit ihr. Wir entschlossen uns schweren Herzens, dass ich ein Interview dazu geben würde. Ich wollte lieber kontrolliert mit ihnen reden, bevor sie anfingen zu recherchieren und dann vielleicht irgendwelche Halbwahrheiten schrieben. Kurz darauf gab ich also dieser Illustrierten ein telefonisches Interview. Als ich später die gedruckte Geschichte in der Zeitschrift sah, zog es mir ein weiteres Mal den Boden unter den Füßen weg. Man ließ es so aussehen, als ob ich aktiv auf die Redaktion zugegangen wäre, um die Geschichte meines Vaters zu erzählen. Als ob ich mit seiner Krankheit und seinem Tod hausieren gehen würde. Frei nach dem Motto: Heute erzählt sie uns erstmals ihre schwere Geschichte. Das war eigentlich das Schlimmste. Die Leute, die das Interview lasen, dachten, ich würde Kapital aus dem Tod meines Vaters schlagen. »Für eine Schlagzeile verkauft die doch ihre tote Großmutter.« Es war einfach nur furchtbar.

Zum abgedruckten Interview wurde ein Foto veröffentlicht, das mich mit meinen Eltern bei einer Musical-Premiere zeigt. Ich glaube, es ist das einzige Bild, das von mir und meinen Eltern öffentlich existiert. Es ist ziemlich lange her, dass es gemacht wurde. Damals studierte ich noch in Essen und hatte meine Eltern zu dieser Premiere mitgenommen. Die beiden liebten Musicals, und um ihnen eine Freude zu machen, hatte ich sie eingeladen, mit mir zu kommen. Es war ein halbwegs privater Abend, an dem dieses Foto auf dem roten Teppich entstand. Ich weiß noch, dass mir geschworen wurde, dass dieses Foto nicht gedruckt werden würde. Aber als ich die Illustrierte aufschlug, war es natürlich drin. Die Begründung lautete ein weiteres Mal: »Es war unsere journalistische Sorgfaltspflicht, das Bild abzudrucken. Wenn wir es nicht gedruckt hätten, dann hätte es die nächste Zeitung gedruckt.« Das Foto sei schließlich öffentlich.

Ohnmacht. Anders lässt sich das Gefühl, das mich während dieser ganzen Geschichte begleitete, nicht beschreiben. Ich war so ohnmächtig. Mir wurde damals gesagt, dass sie diese Story jetzt zwingend schreiben müssten, weil ich ja bisher nie etwas über mich preisgegeben hätte. Diese Chance müssten sie jetzt ergreifen. Ich war quasi noch selbst schuld, weil ich mein Privatleben bis dato nie öffentlich gemacht hatte. Ich fühlte mich als Versager, weil ich es nicht geschafft hatte, meine Familie zu beschützen. Jetzt war es doch draußen. Ich musste meinen Brüdern gestehen: In zwei Wochen kommt dieses Heft raus und es wird da drinstehen. Ich konnte nichts dagegen tun. Das war für mich ganz hart, weil ja auch der eine oder andere es nicht verstanden hat und meinte: »Wieso hast du denn überhaupt mit denen geredet?« Oder: »Warum hast du dir denn nicht ein seriöseres Magazin ausgesucht?« Es ist ja auch schwer zu verstehen für jemanden, der nicht drinsteckt in diesem Karussell, der nicht genau weiß, wie dieser Medienzirkus funktioniert. Es lag nicht in meiner Hand.

Natürlich klingelte nach Erscheinen dieses Interviews wochenlang bei mir das Telefon. Alle riefen an, wirklich alle. Jede Fernsehsendung, jede Zeitschrift. Ich habe irgendwann das Telefon ausgestellt und meinem Management gesagt: »Alle abwimmeln.« Trotzdem erschienen natürlich ganz viele Artikel. Alle abgeschrieben. Viele sind bis heute online zu finden. Ich habe mit keinem dieser Redakteure gesprochen. Das Schlimmste an den online erschienenen Artikeln war, dass man diese kommentieren konnte. Was dort teilweise druntersteht, ist wirklich menschenverachtend und verletzend. Ich habe an der einen oder anderen Stelle mal versucht, die Kommentare löschen zu lassen – ohne Erfolg. Die stehen da heute noch. Ich habe sehr viel geweint in dieser Zeit. Und dann habe ich wirklich ein Jahr lang mit niemandem mehr darüber gesprochen. Kein Interview gegeben, gar nichts. Das erste Mal dann wieder 2013 in der Sendung »Beckmann«. Aber auch die »Beckmann«-Redaktion hat sicher über ein Jahr immer wieder angefragt. Ich sagte immer Nein. Erst nachdem viele Monate ins Land gezogen waren und man mir versicherte, dass es eine monothematische Sendung ausschließlich zum Thema Depression sein würde, willigte ich ein. Es war das erste Mal, dass ich freiwillig über alles sprach. Es war das erste Mal, dass ich die Ereignisse rund um das Interview geraderücken konnte. Und es war das erste Mal, dass ich sehr viel positives Feedback bekam. Noch in der Nacht nach der Ausstrahlung erreichten mich mehrere hundert E-Mails. In erster Linie von Menschen, die selbst von der Krankheit betroffen waren. Aber auch von Angehörigen depressiver Menschen. Sie erzählten mir ihre Geschichten und bedankten sich, dass ich so offen über die Krankheit Depression redete. Es gab aber auch Menschen, die mich schon sehr lange kannten und mir schrieben oder mich anriefen mit den Worten: »Ich hatte ja keine Ahnung! Wir kennen uns jetzt zehn Jahre, und ich hatte einfach keine Ahnung. Wie kann es sein, dass ich nicht wusste, was bei dir los ist?« Ich habe ihnen sagen müssen: Es tut mir leid, ich wollte und konnte das nicht nach außen tragen. Das ging einfach keinen etwas an. Das war eine Familienangelegenheit. Einige haben durchaus verletzt reagiert, aber ich konnte es nicht ändern. Ich konnte in dieser langen Zeit maximal mit meiner Mutter und mit meinen beiden ältesten Freundinnen darüber reden. Ansonsten konnte ich das mit niemandem teilen. Das war eben so. Überlebensmodus.

»Du warst von Anfang an ein Papakind.«

»Ich weiß gar nicht, ob man das so sagen kann. Väter und ihre Töchter haben doch immer eine ganz besondere Bindung.«

»Für deinen Vater war es damals das Tollste, eine Tochter zu bekommen. Er hat sich unglaublich darüber gefreut!«

ERINNERUNGEN

Was bleibt nach alledem, was wir erlebt, was wir durchgemacht haben? Ganz klar: die Erinnerung. Wenn wir heute mit der Familie zusammen sind und an meinen Vater denken, dann sind es eher die lustigen Momente, an die wir uns erinnern. Das ist schön, weil es die Erinnerung wachhält an den Menschen, der er war, bevor die Krankheit ihn verändert hat. Das hält das Bild aufrecht von dem Mann, mit dem wir groß geworden sind, der uns erzogen hat. Mit all seinen Flausen und Plänen im Kopf. Und es gibt wirklich unzählige Geschichten und Anekdoten, die wir uns immer wieder erzählen. Einige von ihnen ranken sich um die typischen Familienfeste. Wir hatten wirklich immer die skurrilsten Weihnachten. Es gab ein Jahr, in dem war meinem Vater der Weihnachtsbaum nicht symmetrisch genug. Er fing also an, an der einen Stelle Äste abzuschneiden. So weit, so gut. Das machen sicherlich viele Familienväter mit asymmetrischen Weihnachtsbäumen. Dann aber begann mein Vater, an anderer Stelle Löcher in den Stamm zu bohren, um die abgesägten Äste in diese Löcher zu stecken. Das machte er so lange, bis er mit der Symmetrie zufrieden war. Darüber beömmeln wir uns noch heute. Immer wenn jemand zu unserem Familienverbund dazustieß, also zum Beispiel meine Schwägerinnen, wurden diese Geschichten neu aufgewärmt. Die müssen sich eigentlich gefragt haben: »In was für eine Familie heirate ich hier bloß ein?«

»Und weißt du noch, wie Papa den Weihnachtsbaum einbetoniert hat?« In jenem Jahr konnten wir unseren Weihnachtsbaumständer nicht finden, weshalb sich mein Vater eine andere Lösung einfallen ließ. Wir nahmen einen Eimer, rührten darin Beton an und stellten den Baum dort hinein. Mein Vater war in solchen Dingen äußerst pragmatisch. Nun kam aber das Problem: Natürlich dauert es einige Zeit, bis der Beton fest wird. Woanders war schon längst Bescherung, aber wir warteten noch immer darauf, dass dieser Weihnachtsbaum endlich einen festen Stand bekam. Meine Mutter verlor irgendwann die Nerven. Für sie war Weihnachten gelaufen. »Ich sagte nur: Alles klar, dann fällt Weihnachten eben aus. Ich stürzte zwei Cognac hinunter, war direkt betrunken und schloss mich im Schlafzimmer ein.« Nachdem sie gegangen war, hielten wir Kinder abwechselnd den Weihnachtsbaum möglichst gerade in der Betonpampe. Ich weiß noch, dass meine Oma, die damals mit in unserem Haus wohnte, an die Schlafzimmertür hämmerte und rief: »Helga, komm raus, tu es für die Kinder.« Aber meine Mutter dachte nur: Vergiss es, ich streike. Heute müssen wir beide lachen, wie wir hier sitzen und uns daran erinnern. Natürlich kam sie wieder raus, und es wurde noch ein schöner Weihnachtsabend.

Mit Beton hatte mein Vater es sowieso. Als wir damals unser erstes Haus gebaut und bezogen hatten, ging es an die Gartengestaltung. Der Garten war damals vollkommen kahl. Dabei hatten wir Kinder uns einen großen Baum mit Baumhaus gewünscht. Wenn mein Vater zu der Zeit einen Baum gepflanzt hätte, wären wir Kinder erwachsen und aus dem Haus gewesen, bevor dieser Baum ein Baumhaus hätte tragen können. Was tun also? Mein Vater tat irgendwo eine tote Weide auf, die ausgegraben und bei uns in der Mitte des Gartens wieder eingegraben wurde. Besser gesagt, einbetoniert. Denn die Weide war ja tot. Es wurden alle kleineren Äste gekappt, nur die großen durften bleiben und dann wurde darauf das Baumhaus gebaut. Es stand nichts im Garten, aber in der Mitte thronte dieser riesige Baum mit dem Baumhaus. Für uns Kinder war es die Erfüllung eines Traumes. Das muss man meinem Vater wirklich lassen, er war unheimlich kreativ in seinen Problemlösungen. Als wir mal ein Jahr eine Art Käferplage hatten, lud er alle Kinder aus der Nachbarschaft ein, Käfer einzusammeln. Für jeden Käfer gab es zwei Pfennig. »Die Kinder haben gesammelt ohne Ende, das war biologischer Gartenbau, war doch klasse,« erinnert sich meine Mutter.

Mein Vater hatte auch immer viele Konzepte, die er mit uns zusammen umsetzte. Zum Beispiel unsere Taschengeldregelung. Einmal im Jahr setzte er sich an den Tisch und rechnete das Taschengeld neu für uns aus. Da wurden das Bruttosozialprodukt und die Inflation mit einbezogen und noch viele weitere wirtschaftliche Faktoren. Bei dieser Rechnung kamen dann manchmal abstruse Summen heraus, sodass ich in einem Monat 14 Mark und 73,2 Pfennig bekam. Und jeden dritten Monat wurde der Pfennig dann aufgerundet. Fernsehregelungen hatten wir auch sehr viele. Mein Vater hatte sich über die Jahre die unterschiedlichsten Konzepte zum Medienkonsum ausgedacht. Ich erinnere mich an die Jeton-Regelung; da haben wir altersgerecht wöchentlich Jetons bekommen, Jeton-Taschengeld quasi. Eine Sendung vor 18 Uhr kostete einen Jeton, eine Sendung zwischen 18 und 20 Uhr kostete zwei Jetons und nach 20 Uhr kostete jede Sendung drei Jetons. Ich weiß, dass wir am Anfang der Woche alle zusammen vor der Fernsehzeitung saßen und jeder sein Kürzel hinter die Sendungen machte, die er gucken wollte und die er bezahlen konnte. Wir haben ausgerechnet, was jeder für ein Budget hat und was er dafür gucken konnte. Das war bei nur einem Fernseher gar nicht so einfach. Meinem Vater war nur eines ganz wichtig, dass wir ab einem bestimmten Alter abends zusammen die Nachrichten sahen – dafür mussten wir natürlich keine Jetons investieren. Da saßen wir dann um 20 Uhr bei der »Tagesschau«

zusammen und informierten uns über die Geschehnisse des Tages. Mein Vater hat sich immer mit uns auseinandergesetzt. Es war ein echtes Miteinander. Wir hatten jedes »Was ist was?«-Buch. Jedes Buch zu jedem Thema. Und es war ihm die größte Freude, mit uns diese Bücher zu lesen. So wussten wir über die absurdesten Themen Bescheid. Ob Dinosaurier, Flugzeuge oder die antiken Griechen; wir kannten uns aus, weil wir das entsprechende Buch dazu gelesen hatten. Mein Vater war ebenfalls eine echte Leseratte und unfassbar smart. Ein Buch von Stephen Hawking, für das wir locker Wochen gebraucht hätten, ohne einen Satz zu verstehen, verschlang er in wenigen Stunden und stellte danach noch Theorien dazu an. Aber smart kann auch anstrengend sein – zumindest als Kind. Ich bin irgendwann nicht mehr mit Matheaufgaben zu ihm gegangen, weil es immer eine Ewigkeit dauerte, bis er einen damit wieder entließ. Ich konnte ihn nicht einfach fragen: »Sag mal, Papa, ist die Gleichung hier richtig?« Dann holte er aus: »Also, das Ergebnis ist richtig, aber wir müssen ja viel weiter vorne anfangen.« Und dann dauerte das wirklich drei Stunden, bis ich da wieder wegkam. Ich sollte den Weg verstehen. Bei dieser Erinnerung muss meine Mutter schmunzeln: »Er hat auch immer zu euch gesagt: Ich will, dass ihr denken lernt.« Die Folge war, dass ich irgendwann nicht mehr zu ihm hingegangen bin, weil ich dachte: Das kann doch nicht wahr sein, ich will doch nur wissen, ob die Aufgabe richtig ist.

Auch unsere Urlaube waren so ein Thema. Mein Vater konnte stundenlang in Dänemark mit uns Wattwanderungen machen. Das war für ihn das Größte. Deshalb fuhren wir ja auch jedes Jahr wieder in dieses zugegebenermaßen wirklich sehr, sehr liebenswerte skandinavische Land. Wir hatten immer ein Ferienhaus, von dem aus wir Kinder direkt an den Strand laufen konnten. Weil die Wege doch relativ weit waren und das Haus nicht in Rufweite zum Strand lag, wurde mittags immer ein rotes Handtuch über den oberen Balkon gehängt, sobald das Mittagessen fertig war. Wir wussten dann, dass wir hoch zum Essen kommen sollten. Als Kind möchte man aber natürlich irgendwann auch mal etwas anderes sehen als Dänemark. Meine erste Palme habe ich mit 15 Jahren gesehen. Reiseziel: Ibiza. Das war der erste und einzige Pauschalurlaub, den wir jemals als Familie gemacht haben. Danach wollten wir alle zurück nach Dänemark. Ansonsten sind wir in den Sommerferien auch gern mal durch Deutschland gewandert, von Jugendherberge zu Jugendherberge. Oder die ganze Familie hat eine Fahrradtour durchs Land gemacht. »Erinnerst du dich an den Fahrradurlaub, in dem direkt am ersten Tag das Rad deines Bruders kaputtging? Wir waren gerade in der ersten Jugendherberge angekommen, und die Jungs fuhren draußen herum, als es einen Knall gab, weil sie zusammengestoßen waren, und das Rad kaputt war.« Was zur Folge hatte, dass uns ein befreundeter Nachbar abholen musste – der Urlaub war an diesem Punkt gelaufen, noch ehe er überhaupt begonnen hatte. Mein Vater hat die Jugendherbergen immer danach ausgesucht, ob er uns vor Ort etwas zeigen konnte. Entweder lag die Jugendherberge auf einer Ritterburg, in der Umgebung fanden die Karl-May-Festspiele von Elspe statt oder es gab dort einen schönen See. Er wollte uns besondere Orte in Deutschland zeigen und etwas mit auf den Weg geben. Es waren immer Sachen, die wir Kinder seiner Meinung nach einmal gesehen haben sollten. Einfach nur Urlaub machen und am Pool rumhängen gab es nicht. Wir Kinder fanden das damals natürlich nicht so prickelnd. Unsere Klassenkameraden kamen braun gebrannt vom Strandurlaub zurück, und wir hatten eine Radtour gemacht – meist bei schlechtem Wetter. Im Nachhinein können wir Kinder die Intention unseres Vaters natürlich nachvollziehen. Aus heutiger Sicht können wir nur sagen, wie toll das war, was er mit uns gemacht hat. Aber damals waren wir verständlicherweise nicht besonders begeistert.

Als ich zwölf oder 13 war, haben mein Vater und ich in den Herbstferien mal eine gemeinsame Radtour durchs Münsterland gemacht, nur Vater und Tochter. Das war sicher ein bisschen als Ausgleich gedacht, weil mein Vater mit meinen Brüdern immer ihren Sport geteilt hat. Bei jedem Tennisturnier saß er an der Seitenlinie. Da konnte ich mit meinem Kunstturnen nicht mithalten. Die Radtour war dann mein Ausgleich. Wir haben in kleinen, einfachen

Fremdenzimmern übernachtet und uns tagsüber Wasserschlösser und –burgen angesehen. Eine sehr besondere Woche, von deren Erinnerungen und besonderen Momenten ich bis heute zehre.

Mein Vater hatte einen ziemlich hohen Anspruch an seine Erziehung. Das konnte allerdings manchmal auch anstrengend sein. Ich war meine ganze Jugend totaler Nena-Fan. Also wollte ich unbedingt die »ZDF-Hitparade« gucken, als Nena dort auftrat. Mein Vater hatte sich in den Kopf gesetzt, dass es wichtig sei zu verstehen, worüber die Sänger in der Sendung überhaupt singen würden. Er wollte, dass ich verstand, worum es ging. Er bestand darauf, dass ich mit ihm gemeinsam die »Hitparade« guckte, um hinterher mit ihm über die einzelnen Songtexte zu reden. Wir sahen also gemeinsam Dieter Thomas Heck dabei zu, wie er sich schnell und schneller durch die Sendung moderierte, und ich schrieb fleißig die Songtexte mit. Und das zur Hoch-Zeit der Neuen Deutschen Welle! Später musste ich dann mit ihm über den tieferen Sinn von »Major Tom«, »Die Wüste lebt« und »Da Da Da« fachsimpeln. Das war wirklich schlimm. Dabei wollte ich doch einfach nur Nena sehen!

Mein Vater war von Beginn an ein sehr fortschrittlicher Papa. Er war nicht einfach nur der Ernährer der Familie, der das Geld verdiente und ansonsten seiner Frau die Kindererziehung überließ, wie es in seiner Generation sicher noch häufig der Fall war. Er war zum Beispiel der erste Vater, der sein Kind, also mich, in Ahlen im Tragetuch durch die Gegend trug. Man muss sich das einmal bildlich vor Augen führen. Das ist ja inzwischen 44 Jahre her! Meine Mutter hatte dieses Tragetuch entdeckt. »Das war in einer dieser Eltern-Zeitschriften, das war etwas ganz Neues. Ein Tragetuch, wie man es heute häufig sieht, richtig eins hinten zum Knoten. Damals gab es das nirgendwo. Er packte dich dann dort rein, stolz wie Oskar, und alle dachten: Jetzt hat er sie echt nicht mehr alle.«

Streng konnte mein Vater aber auch sein. Und besorgt. Einmal gab es am Gymnasium, das ich besuchte, ein großes Theater-Event. Eine Woche lang wurde jeden Abend eine Schulaufführung gezeigt. Ich war Teil der Theater-AG und war hinter den Kulissen eingebunden. Am Freitag war der große Abschluss, aber mein Vater meinte, ich müsse trotzdem spätestens um 22 Uhr zu Hause sein. Natürlich habe ich sofort protestiert und ihm gesagt, dass schon die Aufführung länger dauern würde. Ich würde auf gar keinen Fall vor Ende der Aufführung gehen. »Du warst komplett bockig«, bestätigt meine Mutter spontan. Aber zu Recht, oder? Für meinen Vater bedeutete 22 Uhr aber weiterhin 22 Uhr. Was ausgehen anging, konnte er unfassbar streng sein. Das Jugendschutzgesetz sagte, in meinem Alter sei

22 Uhr Schicht – also war Schicht. Ich blieb natürlich bis zum Ende. Als ich nach der Aufführung aus der Schule kam, stand dort mein Vater. Er saß in seinem Auto und sagte kein Wort. Ich setzte mich auf mein Fahrrad und fuhr schweigend nach Hause, mein Vater mit seinem Auto im Schlepptau. Er hat kein Wort mit mir geredet, und danach hatte ich richtig lange Hausarrest. Er hat nicht mit mir geredet, nicht einmal geschimpft, aber es war ihm wichtig, dass ich heil nach Hause kam, deshalb stand er vor der Tür der Schule. Er ist dann wirklich im Schritttempo mit dem Auto hinter meinem Fahrrad hergefahren, den ganzen Weg, damit mir nichts passiert.

Ich habe meinen Vater in Erinnerung als einen Menschen, der das Wohl anderer über alles gestellt hat. Er hat immer erst zuletzt an sich gedacht und zuallererst dafür gesorgt, dass es uns Kindern und seiner Frau gut geht. Vielleicht ist das typisch Steinbock, denn ich kenne das auch von mir, und unsere Geburtstage liegen nur eine Woche auseinander. Ich glaube aber auch, dass man das manchmal übertreiben kann. Auch ich habe Phasen, in denen ich zu wenig an mich selbst denke. Aber ich arbeite dran und ich bin stolz, dass ich das von ihm mitgenommen habe. In meiner Freizeit kümmere ich mich zum Großteil um meine Kinderstiftung und meine Freunde. Dabei darf ich mich nicht vergessen, klar. Das ist ein Lernprozess und das muss ich definitiv in Zukunft auch noch ein bisschen besser machen. Grundsätzlich bin ich aber sehr froh, dass ich diese sehr schöne Eigenschaft von meinem Vater mitbekommen habe. Und das ist natürlich längst nicht alles, was von ihm noch in mir drinsteckt. Die Liste ist lang. Ich bin die Tochter meines Vaters. Darüber bin ich glücklich, darauf bin ich stolz – und werde es immer sein.

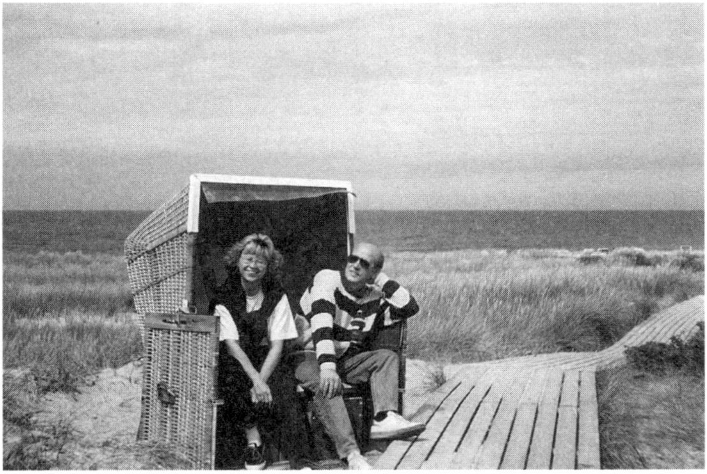

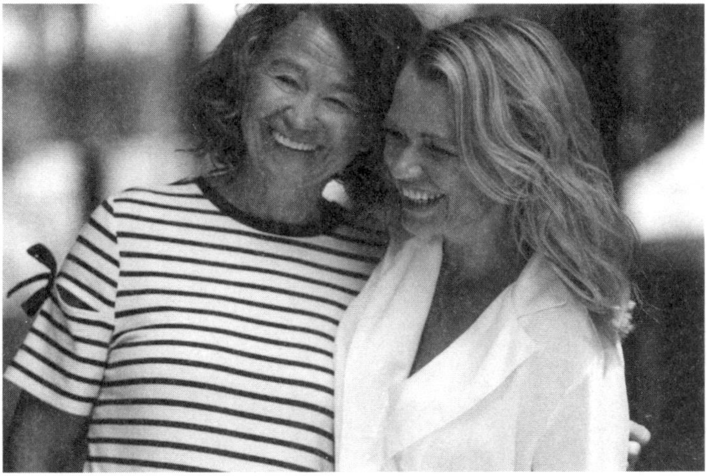

INFORMATIONEN ÜBER DEPRESSIONEN/ANLAUFSTELLEN

Stiftung Deutsche Depressionshilfe
www.deutsche-depressionshilfe.de

Die unabhängige gemeinnützige Stiftung bietet Informationen rund um das Thema Depression und nennt Anlaufstellen für Betroffene und deren Angehörige.

Deutsche DepressionsLiga e. V.
www.depressionsliga.de

Die DepressionsLiga ist eine Organisation, deren Mitglieder entweder selbst von der Krankheit Depression betroffen oder deren Angehörige sind. Auch hier finden sich umfassende Informationen über die Krankheit.

Freunde fürs Leben e. V.
www.frnd.de

Der Verein wendet sich vornehmlich an Jugendliche und junge Erwachsene, klärt über die Themen Suizid und seelische Gesundheit auf, fördert Projekte, die die Themen Depression und Freitod enttabuisieren.

Infotelefon Depression
0800/33 44 533

Die bundesweite Hotline nennt Betroffenen und deren Angehörigen erste Anlaufstellen und Möglichkeiten, sich über das Thema Depression zu informieren.
Beratungszeiten: **mo., di., do.: 13:00–17:00 Uhr,** sowie **mi., fr.: 08:30–12:30 Uhr**

Seelefon
01805/950 951
seelefon@psychiatrie.de

Der Bundesverband der Angehörigen psychisch Kranker bietet eine bundesweite Selbsthilfeberatung zu psychischen Erkrankungen allgemein an.
Beratungszeiten speziell für an Depressionen Erkrankte: **mo., di., mi.: 18:00–20:00 Uhr**

Telefonseelsorge
0800/11 10 111
0800/11 10 222
telefonseelsorge@diakonie.de
www.telefonseelsorge.de

Allgemeines Krisentelefon.
Beratungszeiten: rund um die Uhr.

Kinder- und Jugendtelefon
116 111
www.nummergegenkummer.de

Allgemeine Anlaufstelle für Kinder und Jugendliche mit Sorgen.
Beratungszeiten: **mo.–sa.: 14:00–20:00 Uhr**

Selfapy
www.selfapy.de

Ein Internet-Angebot, bei dem Betroffene online verschiedene Übungen und Module durchlaufen, die denen einer kognitiven Verhaltenstherapie ähnlich sind. Angelehnt an das Prinzip Selbsthilfe können solche Angebote präventiv wirken und sind zum Beispiel zur Überbrückung langer Wartezeiten auf Psychotherapieplätze geeignet. Dieses Programm ist kostenpflichtig.

In akuten Krisen, zum Beispiel bei Suizidgedanken, wenden Sie sich sofort an Ihren Arzt, die nächste psychiatrische Klinik oder den Notarzt unter der Telefonnummer 112.

DANKE

Die Gedanken in diesem Buch haben eine sehr lange Reise hinter sich, und bis vor nicht allzu langer Zeit hätte ich nicht geglaubt, dass ich jemals in der Lage sein würde diese zu teilen geschweige denn aufzuschreiben. Ganz besonderen Menschen in meinem engsten Kreis ist es zu verdanken, dass ich es durch die letzten Monate - aber eigentlich schon Jahre geschafft habe. Dass ich den Kopf über Wasser gehalten und nicht hingeschmissen habe an Tagen, die einfach zu dunkel waren als das man dachte man könnte irgendwie weitermachen.

Mein größter Dank gilt meiner Mutter. Sie hat in den schwersten Jahren die Familie zusammengehalten und ist durch mehr tiefe Täler gegangen als man irgendjemand in seinem ganzen Leben wünschen würde. Danke dass du diese Reise mit mir zusammen angetreten bist! Du bist die stärkste Person, die ich kenne und die absolut wichtigste in meinem Leben. Ich danke denen in meinem Leben, die all die Jahre an meiner und unserer Seite gestanden haben. Die immer offene Ohren und Herzen hatten, und ohne die ich manche Klippe in den letzten vierzig Jahren nicht heil überstanden hätte. Annekathrin und Claudia, ihr definiert für mich Freundschaft! Ich danke meinen engsten Freunden. Mit euch teile ich meine Sorgen, Ängste und Träume. Ihr kennt mich stark aber auch schwach. Bei euch kann ich mich fallen lassen und muss nicht lachen, wenn ich es gerade nicht kann. Danke, dass ihr an meiner Seite seid und gerade auch die sehr dünnhäutige Seite von mir während des Enstehungsprozesses dieses Buches ertragen habt. Ihr wisst wer ihr seid und ich liebe euch. Ich danke den Menschen, die mich auf dem Weg zu diesem Buch begleitet haben. Die es akzeptiert haben, dass ich ihnen jahrelang nicht auf ihre Mails geantwortet habe, weil ich nicht bereit war. Die mir die Zeit und den Raum gegeben haben, diese Seiten entstehen zu lassen. Danke für eure Geduld. Danke auch an alle bei Edel, die mich mit größter Sensibilität durch die letzten Monate begleitet haben und mich nicht unter Druck gesetzt haben Grenzen, die ich noch nicht bereit bin zu übertreten, einzureißen. Ich danke Dr. Adli, dass er sofort bereit war Teil dieses Buches zu werden. Seine Texte und Einordnungen geben meinen Gedanken erst den Rahmen, den es braucht, um am Ende wirklich (hoffentlich) helfen zu können. Ich danke dir, liebe Katrin, für die wunderbaren, persönlichen, echten Fotos in diesem Buch. Niemand anderem hätte ich diese Aufgabe anvertrauen wollen.

Und ich danke meiner Familie! Ich hatte das Glück mit wunderbaren Eltern und drei großartigen Brüdern aufwachsen zu dürfen. Wir durften erfahren was Liebe und Zusammenhalt bedeuten. Wir hatten zusammen die besten und die schlimmsten Zeiten. Und auch wenn wir Dinge oft anders sehen, mit unseren Gefühlen und Erfahrungen alle völlig unterschiedlich umgehen, so sind wir doch alle aus demselben Nest und das wird sich nie ändern. Ich liebe euch!

INHALTSVERZEICHNIS

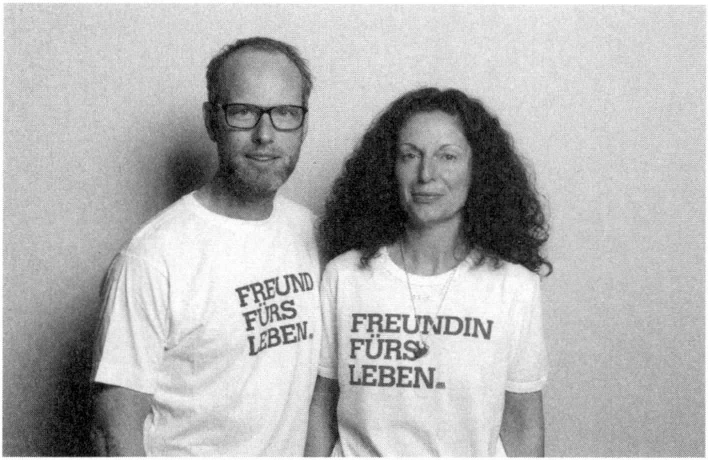

Gerald Schömbs & Diana Doko, Gründer des Vereins Freunde fürs Leben

Freunde fürs Leben e.V.

BERLINER VEREIN KLÄRT ÜBER DEPRESSIONEN UND SUIZID-GEFAHR AUF

Jedes Jahr sterben in Deutschland 10.000 Menschen durch Suizid. Freunde fürs Leben wollen das ändern.

Seit 2001 klärt der gemeinnützige Verein Jugendliche und junge Erwachsene über die Themen Suizid und Seelische Gesundheit auf. Denn durch gezielte Informationsvermittlung über Warnsignale, Hilfsangebote und Therapiemöglichkeiten ist Suizidprävention möglich. Die Gründer von Freunde fürs Leben Diana Doko und Gerald Schömbs haben selbst geliebte Menschen durch Suizid verloren. Als Kommunikations- und PR-Experten haben sie es sich zur Aufgabe gemacht, über das Tabu-Thema Suizid aufzuklären.

Auf dem Info-Portal www.frnd.de kann man sich schnell und übersichtlich informieren. Es gibt Aufklärung über Vorurteile, Fakten, Buch-Tipps und Web-Links sowie Selbsttests und bundesweite Hilfe-Adressen.

„Freunde fürs Leben TV" ist der erste Web-TV-Kanal zum Thema „Seelische Gesundheit". Auf frnd.tv interviewen "Freunde fürs Leben" Prominente, sprechen mit Experten, stellen Beratungsangebote vor und berichten von Veranstaltungen. Insgesamt verzeichnet frnd.tv mehr als 2.800.000 Aufrufe. Die erfolgreichsten Beiträge erreichen über 500.000 Zuschauer.

Weitere Informationen zu unserer Arbeit und aktuellen Projekten finden Sie auf unserer Website www.frnd.de.

FRND!DE
freunde fürs leben

Spenden machen unsere Arbeit möglich. Helfen Sie uns, Suizide zu verhindern.
www.frnd.de/spenden

Edel Books
Ein Verlag der Edel Germany GmbH

Neumühlen 17, 22763 Hamburg
www.edelbooks.com
5. Auflage 2018

Co-Autorin: Melanie Köhne
Konzept und Idee: Käfferlein & Köhne GmbH & Co. KG
Projektkoordination und Lektorat: Gianna Slomka
Umschlagfoto: Katrin Schöning | www.katrinschoening.com
Fotos im Innenteil: Nova Meierhenrich privat, Katrin Schöning
Layout und Satz: Datagrafix GSP GmbH
Umschlaggestaltung: Groothuis. Gesellschaft der Ideen und Passionen mbH | www.groothuis.de
Lithografie: Frische Grafik
Druck und Bindung: optimal media GmbH, Glienholzweg 7, 17207 Röbel / Müritz

Printed in Germany

ISBN 978-3-8419-0636-6